Elke Lommel

Handling und Behandlung auf dem Schoß

PFLAUM PHYSIOTHERAPIE

Herausgeberin: Ingeborg Liebenstund

Elke Lommel

Handling und Behandlung auf dem Schoß

In Anlehnung an das Bobath-Konzept

Mit einem Geleitwort
von Frau Dr. med. Inge Flehmig

3., durchgesehene Auflage

PFLAUM

Autorin
Elke Lommel, Krankengymnastin, Kinderkrankengymnastin, SI-Therapeutin.
Das Therapiezentrum, Friedrichstr. 311, D-42551 Velbert.

Fotos
Volker Brodel, Friedrich-Ebert-Straße 243, D-42549 Velbert.

Bibliografische Information Der Deutschen Bibliothek
Die Deutsche Bibliothek verzeichnet diese Publikation in der Deutschen Nationalbibliografie; detaillierte bibliografische Daten sind im Internet über http://dnb.ddb.de abrufbar.

ISBN 3-7905-0891-8

Gesamtherstellung: Friedrich Pustet, Regensburg

INHALT

5 DER BEFUND 53

6 DAS BOBATH-KONZEPT 59

7 HANDLING 64

8 Behandlung auf dem Schoss 93

GELEITWORT

Seit vielen Jahren sind wir in der Lage, bereits zu einem frühen Entwicklungszeitpunkt zu erkennen, ob ein Säugling Probleme hat, in die Aufrichtung zu kommen und sich in ihr harmonisch bewegen zu können. Seitdem Behandlungsmethoden entwickelt wurden, die es gestatten, subtil mit Säuglingen zu arbeiten, können wir diesen Kindern helfen, sich besser zu regulieren, und dies besonders im Hinblick auf das Erreichen ihrer aufrechten Position gegen den Schwerkrafteinfluß.

Frau Elke Lommel zeigt mit diesem Buch ein Vorgehen, mit dem sie anschaulich auf der Basis von Handlingtechniken nach Bobath demonstriert, wie diese Säuglinge zu behandeln sind. Ihr Anliegen ist es, zu vermeiden, daß die Kinder unter der Behandlung oder im Alltag in Situationen gebracht werden, die von ihnen nicht oder noch nicht bewältigt werden können.

Sie stellt die Behandlung auf dem Schoß oder auf dem Boden dar. Es gelingt ihr, den Kindern normale Bewegungsmuster zu vermitteln, die es ermöglichen, ihre Selbstwahrnehmung und Eigenempfindung zu fördern und sie bei guter Tonusregulierung in die Aufrichtung zu bringen.

Die Anschaulichkeit des Konzepts der Autorin wird durch viele Abbildungen mit Erklärungen in geeigneter Weise unterstützt, um dem Leser dieses Buches und interessierten Therapeuten eine rasche Informationen und Hilfestellung zu vermitteln.

Ein didaktisch gut aufgebautes Buch, auf das schon lange gewartet wurde. Möge es Therapeuten und Ärzten bei ihrem Bestreben, Kindern und Eltern zu helfen, ein guter Ratgeber sein.

DR. med. INGE FLEHMIG
Neuropädiaterin, Leiterin des Instituts
für Kinderentwicklung, Hamburg

VORWORT

Dieses Buch habe ich für alle Therapeuten, Physiotherapeuten, Ergotherapeuten, Logopäden, Pädagogen, Ärzte und Eltern geschrieben, die mit bewegungsgestörten Kindern zu tun haben und dabei das Bobath-Konzept nutzen wollen. Der Vorteil dieses auf neurophysiologischen Erkenntnissen beruhenden Konzeptes besteht in seiner ganzheitlichen Offenheit.

Ich versuche in diesem Buch aufzuzeigen, was unter normaler physiologischer und sensomotorischer Entwicklung und der Abweichung davon, was unter der Hemmung von pathologischen Mustern und der Bahnung normaler Bewegung zu verstehen ist.

Das Buch soll als Leitfaden und Nachschlagewerk dienen. Bei der Benutzung dieses Buches sollte man sich nicht nur von den Bildern leiten lassen, ohne die im Text gegebenen Hinweise zu beachten. Mein besonderes Anliegen ist es, auch den Physiotherapieschülern das Konzept näher zu bringen, denn sie sind die Therapeuten von morgen.

Mein Dank gilt den Kindern und ihren Eltern, die große Geduld beim Fotografieren der vielen Bilder aufgebracht haben.

Mein besonderer Dank gilt der Herausgeberin, Frau Ingeborg Liebenstund, für die engagierte redaktionelle Unterstützung und Begleitung.

Auch möchte ich meinem Freund Volker danken, der mich stetig unterstützte und maßgeblich an der Entstehung dieses Buches beteiligt war.

Die bereits zwei Jahre nach Erscheinen des Buches notwendig gewordene 2. Auflage bestätigt uns, daß mit dem Buch gearbeitet, daß es gebraucht wird. Diese Neuauflage wurde durchgesehen und überarbeitet.

ELKE LOMMEL

1 Einführung

Die Entwicklung eines Säuglinges ist abhängig von der Reifung des zentralen Nervensystems. Die Entwicklungsabschnitte sind genetisch festgelegt und somit bei jedem Menschen gleich. Allerdings werden sie bestimmt von den Einflüssen der Umwelt. So werden frühe Entwicklungsphasen von folgenden abgelöst. Entwicklung ist etwas fließendes, dynamisches und ökonomisches. Eine Entwicklungsstufe baut auf die nächste auf, wobei das Erlernte erhalten bleibt.

Ein Säugling wird mit Reflexmechanismen geboren. Die Bewegungen, die er ausführt, sind Massenbewegungen. Diese ermöglichen, die Haltung und Bewegung einzunehmen, zu bewahren und zu verändern. Es sind noch keine willkürlichen/gezielten Bewegungen möglich.
Die Bewegung des Kindes ist die erste Auseinandersetzung mit der Umwelt. Jede Bewegung des Kindes bezieht sich auf einen Stimulus von innen bzw. außen, z. B. bei einem jungen Säugling der Lichteinfall. Es handelt sich um einen sensomotorischen Funktionskreis. Durch einen Reiz wird das Kind in die Bewegung kommen. So spricht man von einem Wechselspiel zwischen Wahrnehmung und Bewegung.

Mit der Zeit werden die Bewegungen der Kinder differenzierter und koordinierter. Je mehr Willkürmotorik erlernt wird, umso mehr werden primäre Verhaltensmuster gehemmt. Dies geschieht durch zunehmende Hirnreifung. Diese Entwicklung vollzieht sich am Körper von kranial nach kaudal. So entwickelt sich das Kind von Tag zu Tag, in dem seine Haltung und Bewegung immer gezielter werden. Es gelangt von den unteren Positionen, wie die Rückenlage und die Bauchlage, in immer höhere Ausgangsstellungen bis in den Stand. Man spricht von der statomotorischen Entwicklung, die in dem ersten Lebensjahr durchlaufen wird.

Im zweiten Lebensjahr werden die erlernten Bewegungen qualitativ verbessert. Auch das Gleichgewicht und die Koordination werden weiter geschult. Das Erlernen der Bewegungsabschnitte ist allerdings beendet. Jetzt konzentriert sich die Entwicklung mehr auf den sprachlichen, sozialen, emotionalen und kognitiven Bereich.

2 Reflexe und Reaktionen

Die primären positiven Reflexe verschwinden durch die Reifung der Hirnrinde. Anhand dieser primären Muster und dem motorischen Verhalten des Säuglinges kann eine Aussage über die motorische Entwicklung gemacht werden.

Magnetreflex

Physiologisch Vom 1. Tag bis zum 2. Monat.

Auslösung Das Kind liegt in Rückenlage. Die Hüften und Knie des Kindes sind gebeugt. Der Untersucher legt seine Daumen auf die Fußsohlen des Kindes und zieht sie langsam zurück.

Antwort Die Fußsohlen halten den Kontakt zu den Daumen, wenn die Beine in die Streckung folgen.
Es scheint, als wäre ein Magnet zwischen Daumen und Fußsohle.

Schreitreaktion

Physiologisch Vom 1. Tag bis zum 2. Monat.

Auslösung Das Kind wird mit beiden Händen am Rumpf in der Vertikalen gehalten. Der Untersucher gibt Druck durch ein Bein auf die Unterlage.

Antwort Das Bein wird in Hüfte und Knie bei Berührung der Unterlage gebeugt. Der Fuß wird in Dorsalflexion gezogen. Das andere Bein wird gestreckt. Dabei berührt dieses die Unterlage und beugt sich. So wechselt die Bewegung, und es sieht so aus, als ob das Kind gehen würde. Der Oberkörper ist dabei nach vorn gebeugt.

Placingreaktion

Vom 1. Tag bis zum 2. Monat. **Physiologisch**

Das Kind wird unter den Armen gehalten, so daß sich die Füße unterhalb der Tischkante befinden. Der Untersucher hebt das Kind an, und dadurch kommt es zu einer Berührung des Fußrückens mit der Tischkante. **Auslösung**

Das Kind zieht den Fuß hoch und steigt auf den Tisch. Es scheint, als ob das Kind Treppen steigen würde. **Antwort**

Galantreflex

Vom 1. Tag bis zum 3. Monat. **Physiologisch**

Das Kind wird in Bauchlage gehalten. Der Untersucher streicht mit seinem Finger von kranial nach kaudal neben der Wirbelsäule entlang. **Auslösung**

Auf der gereizten Seite zeigt das Kind eine Verkürzung. Becken und Schulter nähern sich. Dann wird die Konkavität aufgelöst, der Rumpf und die Extremitäten strecken sich – leicht überschießend, so daß es auf der nicht gereizten Seite zu einer Seitneigung kommt. Dann nimmt das Kind wieder seine Position ein. Die Reaktion muß für beide Seiten getestet werden. **Antwort**

Glabellareflex

Vom 1. Tag bis zum 2. Monat. **Physiologisch**

Der Säugling liegt in der Rückenlage. Der Untersucher greift von oben, so daß das Kind den Finger nicht vorher sieht und gibt Druck auf die Stirnmitte zwischen die Augen. **Auslösung**

Das Kind schließt die Augen. **Antwort**

Nackenstellreaktion auf den Körper

Vom 1. Tag bis zum 2. Monat. **Physiologisch**

Das Kind liegt in der Rückenlage. Der Untersucher dreht den Kopf des Kindes zu einer Seite **Auslösung**

Antwort Der gesamte Körper des Kindes folgt der Drehung. Das Kind dreht sich en bloc.

Moro-Reaktion

Physiologisch Vom 1. Tag bis zum 3. Monat (abgeschwächt bis zum 6. Monat).

Auslösung Der Untersucher hält das Kind in Rückenlage. Eine Hand liegt unter dem Kopf, die andere am Rücken des Kindes. Er bewegt die kopfhaltende Hand nach unten, so daß der Kopf des Kindes in die offene Hand fällt.

Antwort Der Säugling öffnet den Mund. Er reißt die Augen auf. Die Arme werden nach außen – oben gestreckt. Die Ellenbogen sind leicht gebeugt. Die Finger strecken und abduzieren sich.
Dann schließt er den Mund wieder. Die Augen wandern in die Ausgangsposition zurück. Auch die Arme werden wieder vorn zusammengeführt.

Manchmal wird die Reaktion auch spontan ausgelöst. Das geschieht dann, wenn das Gleichgewicht plötzlich verloren geht. So erschreckt sich das Kind. Die Reaktion kann auch spontan durch ein lautes unbekanntes Geräusch ausgelöst werden.

Bauerreaktion

Physiologisch Vom 1. Tag bis zum 4. Monat.

Auslösung Das Kind liegt in Bauchlage. Der Untersucher legt seine Daumen auf die Fußsohlen des Kindes. Er gibt dort leichten Druck.

Antwort Das Kind beginnt alternierend zu kriechen.

Tonischer Labyrinthreflex (TLR)

Physiologisch Vom 1. Tag bis zum 4. Monat.

Auslösung 1) in Bauchlage.

Antwort Es zeigt ein völliges Beugemuster. Der Kopf wird nicht zu einer Seite gedreht, d. h., die Atemwege werden nicht freigehalten.

Auslösung 2) in Rückenlage.
Der Therapeut bringt den Kopf in Extension.

Der Rumpf wird ebenfalls extendiert. Die Schultern sind retrahiert; die Ellbogen gebeugt und die Hände gefaustet. **Antwort**

Die Hüften sind leicht gebeugt, innenrotiert und adduziert, und die Knie sind gestreckt, die Füße plantarflektiert.

Asymmetrisch-tonischer-Nackenreflex (ATNR)

Vom 1. Tag bis zum 6. Monat. **Physiologisch**

In Rückenlage kommt es durch Drehung und leichte Extension des Kopfes zur folgenden Antwort: **Auslösung**

Auf der Gesichtsseite des Kindes wird in der Schulter abduziert, außenrotiert und der Ellbogen extendiert. Das gleichseitige Bein wird gestreckt. Die Extremitäten auf der Hinterhauptseite sind gebeugt. **Antwort**

Greifreflex palmar

Vom 1. Tag bis zum 6. Monat. **Physiologisch**

Der Untersucher greift von ulnarer Seite in die Hand des Kindes. **Auslösung**

Die Hand schließt sich bei der Berührung. Sie bleibt so lange geschlossen, wie der Reiz anhält. Physiologisch wird der Faustschluß beim Saugen verstärkt. **Antwort**

Greifreflex plantar

Vom 1. Tag bis zum 12. Monat bzw. bis das Kind den Fuß auf den Boden absetzen bzw. abrollen kann. **Physiologisch**

Der Untersucher greift von der Kleinzehseite unter die Zehenballen. **Auslösung**

Das Kind krallt die Zehen. Beim Wegziehen des Fingers spreizen sich die Zehen. **Antwort**

Labyrinthstellreflex (LSR)

Vom 1. Tag. **Physiologisch**

Der Untersucher faßt das Kind an der Taille und hebt es in die Seitenlage. **Auslösung**

Es wird die obenliegende Seite getestet.

Antwort Das Kind zeigt vom 1. Tag bis zum 2. Monat keine Kopfeinstellung zum Körper im Raum. Der Kopf wird ruckhaft und zufällig eingestellt.

Mit 3 Monaten stellt der Kopf sich mittig zum Rumpf ein. Ab dem 4. Monat kann das Kind den Kopf in die Lateralflexion zur obenliegenden Seite neigen. Im 5.–6. Monat zeigt das Kind zu der vorangegangenen Lateralflexion eine Rotation zur obenliegenden Seite.

Die LSR wird im Seitenvergleich getestet.

Landaureaktion

Physiologisch Vom 3. Monat bis zum 12. Monat.

Auslösung Der Untersucher hält den Säugling am Rumpf schwebend in der Bauchlage fest.

Antwort Das Kind hebt den Kopf. Es folgt eine fortlaufende Streckung des Rumpfes bis zu den Hüften. Man spricht von einer kranio-kaudalen Streckung, die innerhalb des ersten Lebensjahres erzielt wird. Bei einer plötzlichen Beugung des Kopfes folgt die Beugung des ganzen Körpers.

Sprungbereitschaft

Physiologisch Ab dem 5. Monat ein Leben lang.

Auslösung Das Kind befindet sich in Bauchlage. Der Untersucher faßt das Kind um die Taille, hebt es hoch und nähert es dann recht schnell und plötzlich der Unterlage.

Antwort Bevor der Kopf den Boden erreicht, werden die Arme des Kindes in Richtung Unterlage gebracht, so daß es sich abstützt. Später erfolgt eine Gewichtsübernahme auf die Hände.

Saug- und Schluckreaktion

Physiologisch Ab dem 1. Tag bis 3. Monat.

Auslösung Das Neugeborene beginnt bei der ersten Nahrungsaufnahme mit der Zunge zu saugen und zu schlucken (nach Peiper). Später wird das Saugen mehr von der Wangenmuskulatur durchgeführt.

Such-Rooting-Reflex

Vom 1. Tag bis zum 3. Monat. **Physiologisch**

Der Untersucher berührt mit einem Finger den Mundwinkel des Kindes. **Auslösung**

Der Säugling wendet den Kopf zu der gereizten Seite und öffnet den Mund. Bei Hunger passiert dies spontan. **Antwort**

Puppenaugenphänomen

Vom 1. Tag bis zum 2. Monat. **Physiologisch**

Das Kind liegt in Rückenlage. Der Kopf wird langsam zu einer Seite gedreht. **Auslösung**

Die Augen bewegen sich in die entgegengesetzte Richtung. **Antwort**

Positive Stützreaktion

Ab dem 2. Monat. **Physiologisch**

Der Untersucher stellt das Kind, an der Taille haltend, auf die Füße. **Auslösung**

Mit 2 Monaten steht das Kind wie auf zwei festen Säulen. Die Beine wirken starr und tonisch. Wenn das Kind 4 Monate alt ist, beugt es die Knie; man nennt dies Astasie. Im Alter von 6 Monaten zeigt es eine gute Stehbereitschaft. Das heißt, es steht locker in den Hüften und Kniegelenken. Mit 7 Monaten reagiert es, indem es auf und ab hopst. **Antwort**

Gekreuzter Streckreflex

Vom 1. Tag bis zum 2. Monat. **Physiologisch**

Das Kind liegt in der Rückenlage. Der Untersucher beugt ein Bein in Hüfte und Kniegelenk an. **Auslösung**

Antwort Das andere Bein zeigt eine Semiflexion, Innenrotation, Adduktion in der Hüfte, eine Extension im Knie und eine Plantarflexion des Fußes. Der Reflex wird an beiden Beinchen ausgelöst.

Suprapubischer Streckreflex

Physiologisch Vom 1. Tag bis zum 2. Monat.

Auslösung Der Säugling liegt in der Rückenlage. Der Untersucher gibt Druck oberhalb des Schambeins.

Antwort Das Kind zeigt eine Semiflexion, Adduktion, Innenrotation in den Hüften, eine Extension im Knie und in den Sprunggelenken eine Plantarflexion.

Fluchtreaktion

Physiologisch Vom 1. Tag ein Leben lang.

Auslösung Das Kind liegt in der Rückenlage, und der Untersucher setzt einen Reiz mit einem spitzen Gegenstand an der Fußsohle.

Antwort Das Kind reagiert mit maximaler Beugung in Hüfte und Knie. Die Sprunggelenke werden dorsalflektiert.

Symmetrisch-tonischer Nackenreflex (STNR)

Physiologisch Vom 1.Tag bis zum 3. Monat.

Auslösung Das Kind bringt seinen Kopf in eine Hyperextension.

Antwort Es antwortet mit einer symmetrischen Streckung; Adduktion und Innenrotation der Schultern. Die Ellbogen sind gestreckt. Die Hände schließen sich zu Fäusten.

Die Hüften reagieren mit maximaler Beugung, Adduktion und Innenrotation. Die Knie sind gebeugt.

Auslösung Das Kind bringt den Kopf in Flexion.

Antwort Im 2. Teil des Reflexes sieht es wie folgt aus:

Die Schultern reagieren mit Adduktion, Innenrotation. Die Ellbogen sind gebeugt. Die Hüften ziehen in Adduktion, Innenrotation. Die Knie sind gestreckt.

Normale Entwicklung

3

Erster Monat

Rückenlage

In der Rückenlage liegt der Kopf des Säuglings leicht zu einer Seite gedreht, dem Kopf folgt der Körper en bloc. Die Rumpfhaltung ist abhängig von der Stellung des Kopfes.
Die Schulterblätter sind leicht retrahiert auf der Unterlage. Die Ellbogen liegen angewinkelt neben dem Körper. Die Hände sind gefaustet oder geöffnet. Der Daumen ist locker eingeschlagen.
Die Beine liegen in den Hüften in Flexion und Außenrotation. Manchmal wird ein Bein nach innen gedreht. Die Knie sind gebeugt. Die Sprunggelenke dorsalflektiert.
Das Kind zeigt Massenbewegungen. Es bewegt sich mit seinem ganzen Körper. Es können noch keine isolierten Bewegungen ausgeführt werden. Der Säugling wird stark von seinen Reaktionen und Reflexen regiert.
Seine Haltungen sind oft abhängig von der Lage im Uterus.

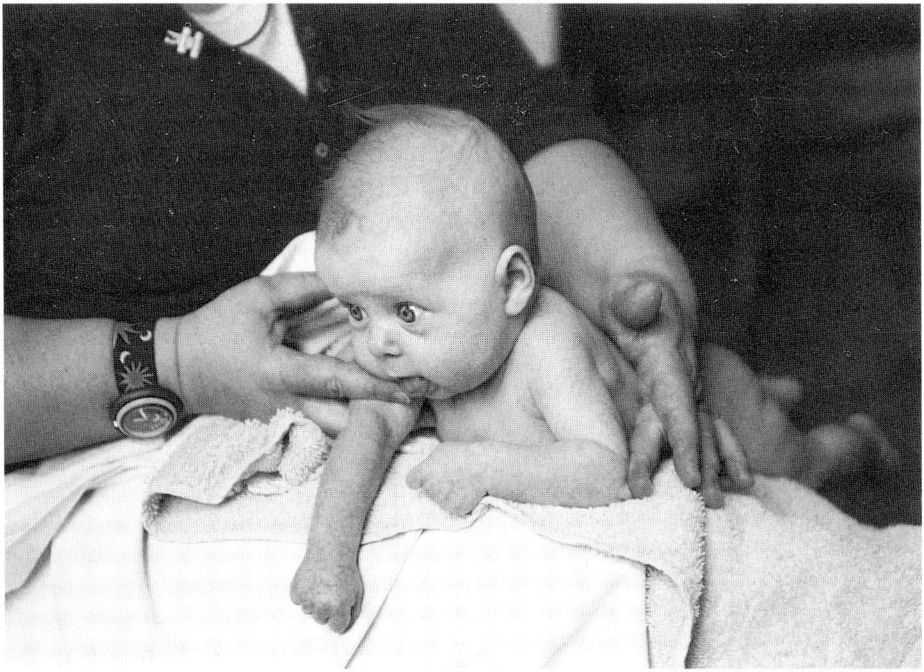

Abb. 1

Bauchlage In dieser Position sieht man deutlich den Beugetonus, der dominierend ist. Die Hüften können etwas gestreckt werden. Die Knie liegen neben, fast unter dem Rumpf. Das Kind kann kurz den Kopf heben und legt ihn dann zu seiner »Lieblingsseite« ab, wobei der Rumpf sich mit dem Kopf bewegt. (*Abb. 1*)

Die Beine zeigen spontane Kriechbewegungen. Dabei sieht man eine Flexion, Außenrotation, Abduktion in der Hüfte, die Knie sind gebeugt, und die Füße sind dorsalflektiert. Die Schultern liegen innenrotiert unter dem Rumpf.

Reflexe und Reaktionen Das Kind wird von folgenden Reaktionen und Reflexen beeinflußt:

- Magnetreflex
- Schreitreaktion
- Greifreflex plantar
- Labyrinthstellreflex

- Placingreaktion
- Glabellareflex
- Nackenstellreaktion auf den Körper
- Moro-Reaktion
- Bauer-Reaktion
- TLR
- ATNR
- Galantreaktion
- Greifreflex palmar
- Saug- und Schluckreaktion
- Such-Rooting-Reflex
- Puppenaugenphänomen
- Gekreuzter Streckreflex
- Suprapubischer Streckreflex
- Fluchtreaktion

Die Gleichgewichtsreaktionen werden getestet. Dabei wird die Reaktion des Kindes beurteilt, ob dem Kind die Bewegung gefällt oder weniger, und ob es mit Unmut bis hin zum Weinen antwortet. Die Stellreaktionen, und zwar den Kopf im Raum einzustellen, sind noch nicht gewährleistet. Die Entwicklung des Kopfes und des Rumpfes werden noch von der Schwerkraft bestimmt.

Beim passiven Hinsetzen des Kindes sieht man den weitgehend »haltlosen« Körper des Kindes. Der Kopf fällt nach vorn. Er kann kurzfristig gehalten werden, fällt dann aber wieder nach vorn.

Die Sinne

Das Kind kann Gegenstände in ca. 40–50 cm Abstand wahrnehmen. Es kann kurz mit seinen Augen fixieren, obwohl die Augen der Kopfbewegung folgen. Wenn ein Geräusch ertönt, hält das Kind oft inne. Manchmal reagiert das Kind auch mit Geschrei auf ein Geräusch.

Der Säugling kann gurren. Er gibt Kehlkopflaute von sich. Er kann kräftig schreien und koordiniert saugen und schlucken.

Sozialer Kontakt und Emotionalität

Das Kind reagiert auf Berührungen, besonders auf Körperwärme. Auch eine vertraute Stimme, das Füttern oder das Saugen können das Kind beruhigen. Ab und zu lächelt das Kind ohne ersichtlichen Grund, die Augen sind dabei geöffnet.

In diesem Alter sind oft die Stimmungen der Eltern für die des Kindes verantwortlich. Oft überträgt sich eine Unsicherheit der Eltern, z. B. bei den ersten Terminen zur Therapie, auf das Kind. Das Kind läßt sich dann schnell wieder durch die Mutterwärme beruhigen.

Zweiter Monat

Rückenlage Es kann den Kopf zu beiden Seiten legen, meistens hat es jedoch eine Lieblingsseite. Der Körper ist meist symmetrisch. Es zeigt zwar noch hauptsächlich eine Beugehaltung, kommt aber schon besser in die Streckung. Die Massenbewegungen sind weniger geworden.

Die Arme werden manchmal von der Unterlage abgehoben, aber eher zufällig. Die Beine liegen in den Hüften außenrotiert und etwas abduziert. Die Knie sind gebeugt und die Sprunggelenke meist dorsalflektiert. Es strampelt alternierend oder häufig nur mit einem Bein.

Bauchlage Das Kind kann trotz der Beugehaltung kurz den Kopf heben. Der Thorax ist dabei etwas gestreckter. Die Arme liegen neben dem Körper. Sie übernehmen noch kein Gewicht zum Abstützen. Die Beine sind in den Hüften gebeugt und außenrotiert. Das Gesäß ist aufgrund der Hüftstellung leicht abgehoben. In dieser Stellung werden die Beine bewegt. Es strampelt abwechselnd mit den Beinen.

Reflexe und Reaktionen Die Reflexe/Reaktionen, die im ersten Monat genannt wurden, bestehen weiter. Allerdings behindern sie die Bewegung und die Koordination des Kindes nicht, sie können durchbrochen werden. Die Reflexe und Reaktionen sind seitengleich auslösbar.

Das Gleichgewicht in Rücken- und Bauchlage hat sich verbessert. Es nimmt auch Bewegungen, wie z. B. das Schaukeln der Mutter besser wahr und reagiert so mit einem Lächeln. Das Kind kann sich kurz auf eine Lageveränderung im Raum einstellen und anpassen. Der Kopf kann kurzfristig im Raum eingestellt werden, aber hauptsächlich wechselt er noch in allen Positionen hin und her.

Die Sinne Das Kind kann kurz Gegenstände in einem Abstand von 30–40 cm wahrnehmen und fixieren. Die Augen können bis zur Mitte folgen und diese auch kurz überkreuzen. Die Augenbewegungen sind noch nicht koordiniert, aber gezielter als im 1. Monat.

Wenn das Kind etwas hört, wird seine Bewegung unterbrochen. Ab und zu dreht es sich zur Geräuschquelle. Nach Beendigung des Geräusches weint es häufig. Der Säugling lautiert schon mit a, ä, o, u. Das Kind kann lachen. Es kann auch jammern, quietschen und schreien. Das Schreien erfolgt mit unterschiedlichem Ausdruck. Je nach Ursache, heftig, wütend oder betroffen jammernd. Die Atmung ist regelmäßig, das Saugen und Schlucken koordiniert.

Sozialer Kontakt und Emotionalität

Das Kind lächelt, wenn es angesprochen wird. Es nimmt zu seiner Umwelt Kontakt auf und ist stark von dieser abhängig. Wie im ersten Monat übertragen sich Wohlempfindungen oder Ängste der Eltern auf den Säugling.

Dritter Monat

Rückenlage

Das Kind liegt in Rückenlage symmetrisch. Es kann den Kopf schon zu beiden Seiten drehen, ohne den Rumpf mitzubewegen. Es hat seine Mitte gefunden. Das Kind kann den Blickkontakt

Abb. 2

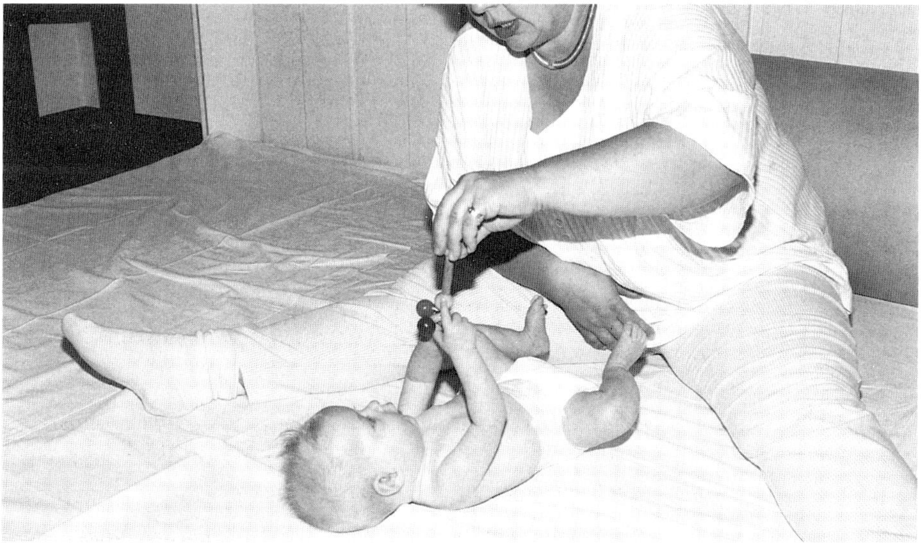

halten. Die Hände können in die Mittelstellung gebracht werden und werden in den Mund gesteckt, oder das Kind schaut diese interessiert an. Man kann die Bewegung der einzelnen Finger beobachten (*Abb. 2*).

Die Hände sind ab und an noch locker gefaustet, werden aber wechselnd geöffnet und geschlossen. Wenn man dem Kind eine Rassel in die Hand gibt, kann diese kurz gehalten werden, fällt dann allerdings zufällig aus der Hand. Die Beine liegen in den Hüften in der Semiflexion, Abduktion und Außenrotation. Der Säugling strampelt alternierend. Die Knie können gestreckt werden, und die Sprunggelenke sind frei beweglich. Im allgemeinen sind die Bewegungen koordinierter geworden.

Bauchlage In der Bauchlage liegt das Kind symmetrisch. Es kann seine Lage verändern, indem es seinen Kopf von einer Seite zu der anderen dreht. Dieser wird dabei von der Unterlage abgehoben. Das Gewicht des Kindes liegt auf der Sternumspitze. Die Schultern liegen noch abduziert vom Rumpf. Die Ellbogen sind flektiert und die Hände gefaustet oder geöffnet (*Abb. 3*).

Abb. 3

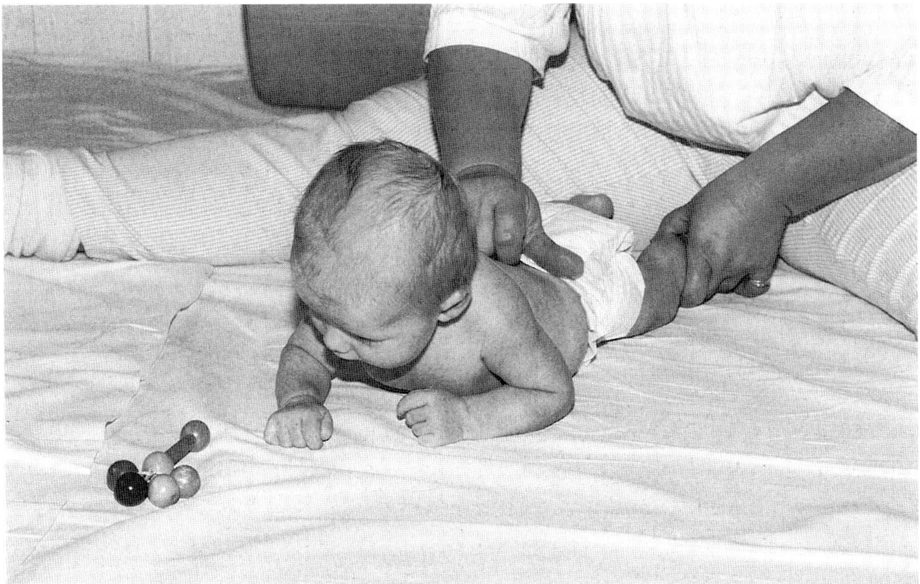

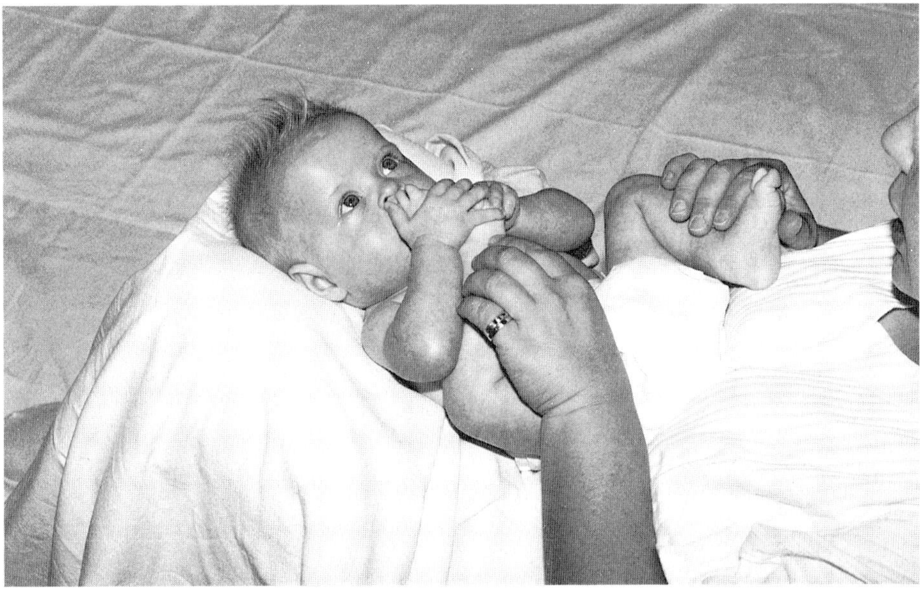

Abb. 4

Die Hüften sind gebeugt, abduziert und außenrotiert. Die Knie und Sprunggelenke sind frei beweglich (*Abb. 4*).

Reaktionen

Der Magnetreflex, die Schreitreaktion, die Placingreaktion, der Galantreflex, der Glabellareflex und die Nackenstellreaktion auf den Körper sollten verschwunden sein.
Die sichersten Ausgangsstellungen, wie z. B. die Rückenlage, werden immer sicherer. Das Kind kann sich schon in einem gewissen Maße den Veränderungen anpassen. Allerdings sind Abstützreaktionen noch nicht zu erkennen.

Die Sinne

Das Kind kann Gegenstände 180 Grad mit den Augen und der Drehung des Kopfes verfolgen. Die Augen bewegen sich koordiniert.
Wenn Geräusche ertönen, bewegt sich das Kind zu dem Geräusch. Das Kind zeigt durch Freude oder Schreien, ob es das Geräusch als angenehm oder unangenehm empfindet. Ab und zu können laute plötzliche Geräusche, z. B. Türenknallen, eine Moro-Reaktion auslösen.

Das Kind dreht seinen Kopf auch zu dem Sprechenden und begrüßt ihn durch ein Lächeln. Es gibt unterschiedliche Laute von sich, die differenzierte Töne und Variationen haben. Es antwortet mit f-, w- oder s-ähnlichen Lauten. Auch das Schreien wird differenzierter, in dem es die Laute mehr auf seine Bedürfnisse abstimmt.

Wenn jemand mit dem Kind spricht, hält das Kind inne und beobachtet ruhig und aufmerksam sein Gegenüber, bis es antwortet (*Abb. 5*).

Sozialer Kontakt und Emotionalität

Das Kind ist in seinem Umgang stabil geworden, so wie die Positionen stabiler geworden sind. Es kann der Umwelt seinen Gemütszustand, z. B. Wohlbefinden bzw. Unwohlsein, mitteilen. Es will seine Umwelt erforschen und sucht den Kontakt zu seinen Eltern. Das Kind will angesprochen, berührt und aufgenommen werden. Manche Kinder fremdeln in diesem Alter. Sollte dies der Fall sein, sollte der Untersucher bei der Untersuchung das Kind immer auf den Schoß der Mutter legen.

Wenn es zu einer solchen Unruhe kommt, lassen die Kinder sich oft durch Sprechen, Aufnehmen, Streicheln und Körperwärme der Mutter beruhigen.

Abb. 5

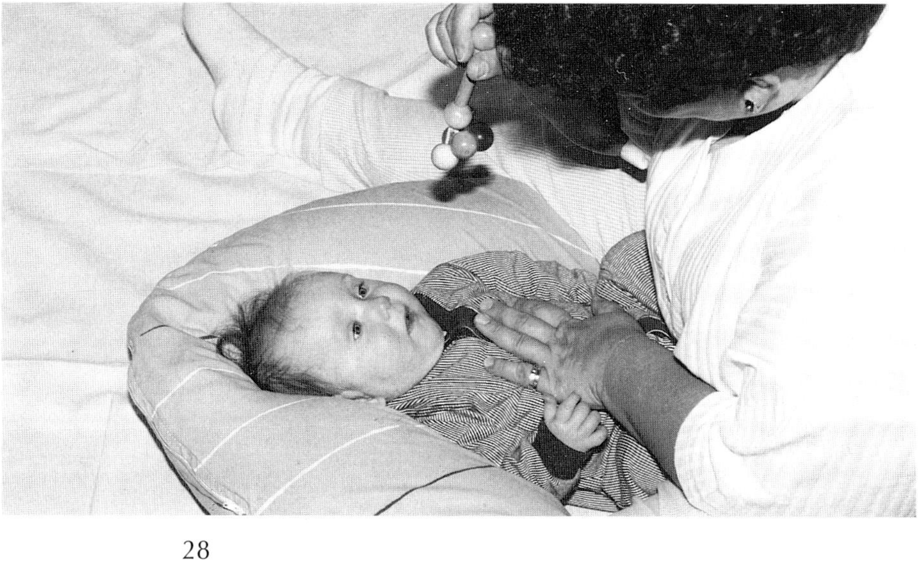

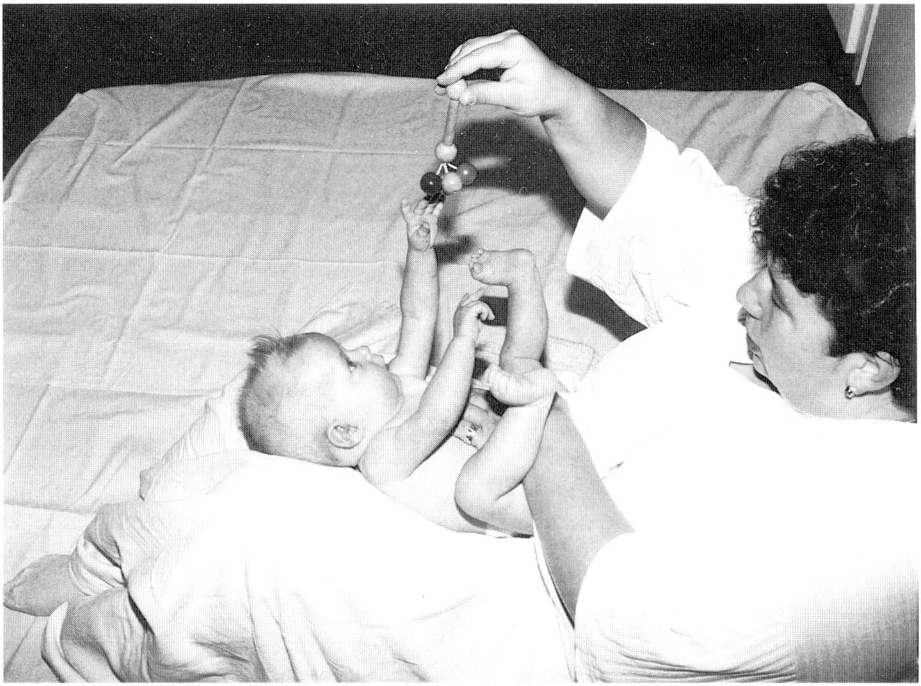

Abb. 6

Vierter Monat

Rückenlage

Das Kind kann den Kopf in der Mitte halten und auch zu beiden Seiten drehen. Manchmal sieht man noch Einflüsse des ATNR, die das Kind aber selbst durchbrechen kann. Es ist in der Lage, den Körper zu beiden Seiten zu drehen und das mit leichter Rotation.
Oft sieht das Kind sich in Mittelstellung seine Hände an. Es kann auch Spielzeug festhalten. Dieses wird betrachtet oder wandert in den Mund. Es kann das Spielzeug auch wieder loslassen, was aber nicht immer willkürlich geschieht. Das Spielzeug kann von einer in die andere Hand übergeben werden. Dies muß von links nach rechts und umgekehrt zu beobachten sein.
Die Beine liegen noch in Hüftbeugung, Außenrotation und Abduktion. Das Kind kann alternierend strampeln. Die Sprunggelenke sind oft in Dorsalflexion, aber frei beweglich (*Abb. 6, 7*).

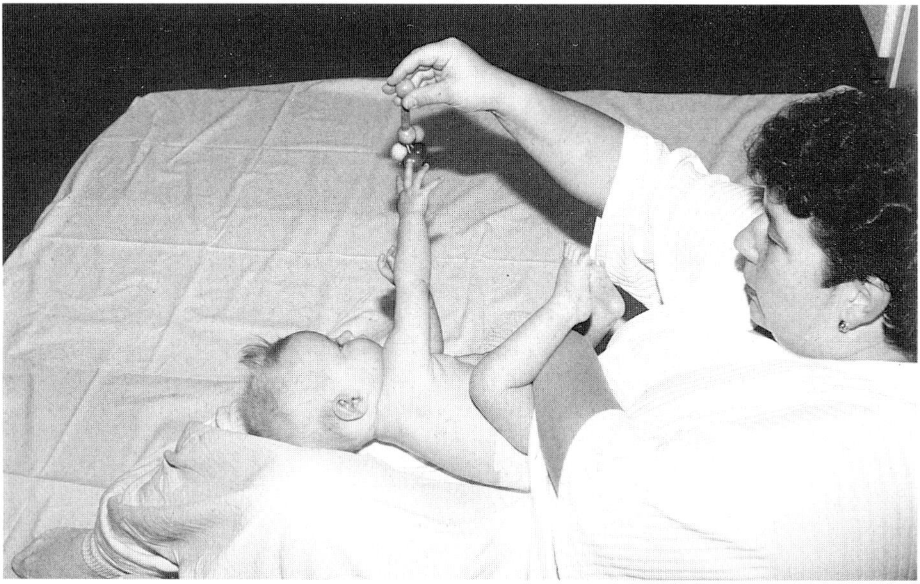

Abb. 7

Bauchlage In Bauchlage liegt das Kind symmetrisch. Die Arme liegen manchmal noch unter dem Körper. Es stützt sich auf die Unterarme. Die Hände können geöffnet oder geschlossen werden. Das Kind hat noch kein vollständiges Gleichgewicht. Oft sieht man »Schwimmbewegungen«.

Es kann den Kopf heben und Gegenstände verfolgen. Das Gewicht liegt zwischen dem Bauchnabel und der Symphyse. Die Hüften befinden sich in Flexion, Außenrotation und in leichter Abduktionsstellung. Die Knie sind gebeugt. Die Sprunggelenke frei beweglich. Oft sind die Kriechbewegungen zu sehen.

Reflexe und Reaktionen Ab und zu sieht man noch eine Moro-Reaktion. Der ATNR wird manchmal noch in Rückenlage ausgelöst. Der Greifreflex palmar bildet sich durch ständiges Hantieren mit und ohne Gegenstände zurück. Da das Greifen und Begreifen vom Kind geübt wird, werden die Reflexe immer mehr integriert. Der Greifreflex plantar ist noch ausgeprägt vorhanden.

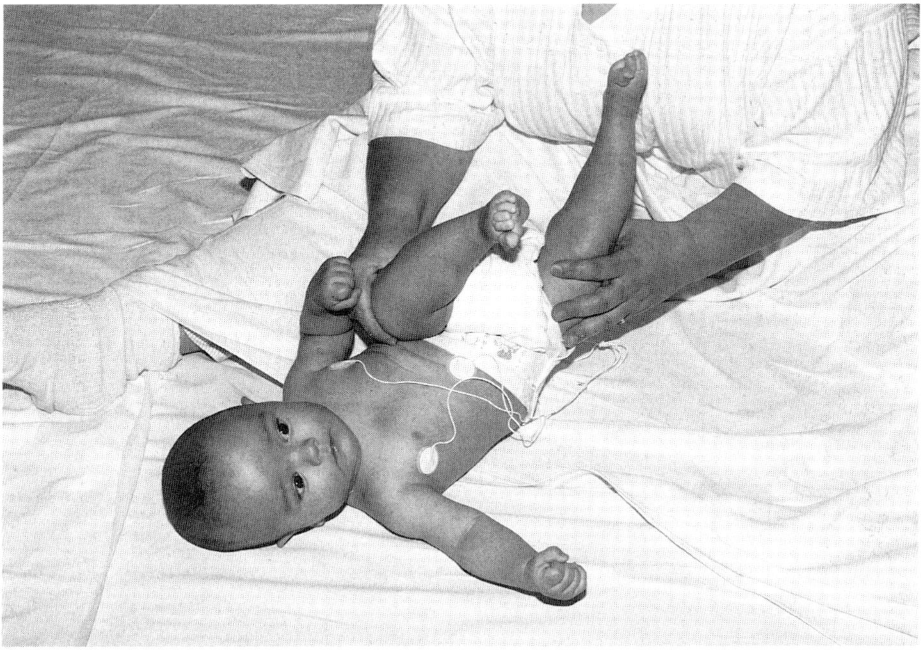

Abb. 8

Die Stellreaktionen werden immer besser. Die Kopfstellreaktion auf den Körper ist schon vorhanden. Das Kind paßt sich gut der Lage im Raum an. Das Gleichgewicht ist vor allem in stabilen Positionen wie Rückenlage und Bauchlage gut ausgeprägt.

Die Sinne

Das Kind kann Personen und Gegenstände in einer Entfernung von 20–30 cm gut fixieren. Es kann auch mit den Augen 180 Grad folgen, das heißt, es kreuzt die Mittellinie. Die Augen können nach rechts, links und oben und unten folgen.
Es signalisiert, welche Geräusche es mag und welche ihm nicht gefallen. Es kann sie unterscheiden und antwortet auch. Es gibt eigene Geräusche von sich, z. B. quietscht laut, und wiederholt diese in vielen Variationen.

Sozialer Kontakt und Emotionalität

Das Kind signalisiert seine Bedürfnisse der Mutter. Es hat ein Schlafbedürfnis. Der Säugling kommuniziert mit der Umwelt.

Fünfter Monat

Rückenlage Das Kind liegt symmetrisch in Rückenlage. Es hält Spielzeug fest, bringt es in den Mund und läßt es wieder los. Die Hände werden zu den Knien ipsilateral und diagonal gebracht. Manche Kinder nehmen schon die Füße in die Hände bzw. stecken diese schon in den Mund. Es kann den Kopf in Rückenlage heben.

Das Kind kann sich von der Rückenlage in die Seitenlage drehen. Ab und zu gelingt es ihm, so in die Bauchlage zu gelangen. Es dreht sich über beide Seiten. Es strampelt alternierend. Die Hüften liegen in Flexion, Außenrotation und leichter Abduktion, die Knie sind gebeugt, und die Sprunggelenke sind frei beweglich. Die Bewegungen wirken schon viel koordinierter.

Bauchlage In der Bauchlage liegen die Unterarme vor dem Körper. Es stützt sich schon gut ab. Es kann schon einen Arm abheben und diesen nach vorn ausstrecken. Es verlagert so seinen Schwerpunkt zu einer Seite. Man sieht beginnende Rotationen des Rumpfes. Der Kopf kann zu beiden Seiten gedreht werden. Die Hüften liegen in Flexion, Außenrotation. Die Knie sind gebeugt und manchmal wird ein Unterschenkel abgehoben. Die Sprunggelenke sind frei beweglich.

Reflexe und Reaktionen Der Kopf wird in fast allen Positionen im Raum gut eingestellt. Es zeigt gute Kopfstellreaktionen auf den Körper. Die Rotationen des Kindes werden besser. Es beginnt die Sprungbereitschaft.

Das Kind kann sich schon gut abstützen. Wenn es sein Gleichgewicht verloren hat, gelingt es ihm in den stabilen Positionen (Rücken- und Bauchlage), es wiederzuerlangen. Wenn man die Sprungbereitschaft auslöst, nimmt das Kind seine Arme zwar mit nach vorn oben (Richtung Boden), aber es stützt noch nicht sein ganzes Körpergewicht ab.

Die Sinne Das Kind kann Gegenstände 180 Grad verfolgen und das in allen Positionen (z. B. Rückenlage, Bauchlage). Es hört gut und dreht sich zu Geräuschquellen hin. Es erkennt die Geräusche wieder und sortiert diese nach Gefallen und Nichtmögen.

Es spricht Lautverbindungen, wie ra, re, da, de und go und verbindet diese zu rhythmischen Silbenketten (dadada....., gogogo...). Es kann auch laut und leise unterscheiden. Wenn es schreit, und es etwas hört, oder wenn man mit ihm spricht, wird das Schreien unterbrochen.

Sozialer Kontakt und Emotionalität

Es kann beim Spiel schon Gegenstände entgegennehmen und diese auch von einer zur anderen Hand wechseln. So greift es auch nach der Flasche und hält sie mit beiden Händen. Es lächelt sein Spiegelbild an. Es kann freundliche und strenge Töne unterscheiden. Mimik und Sprache können gedeutet werden.

Sechster Monat

Rückenlage

Das Kind kann sich von der Rückenlage in die Bauchlage drehen. Dies ist über beide Seiten möglich, aber es bevorzugt meist eine. Das Kind spielt in der Rückenlage mit seinen Füßen. Es liegt nicht mehr gern in dieser Position (*Abb. 9*).

Abb. 9

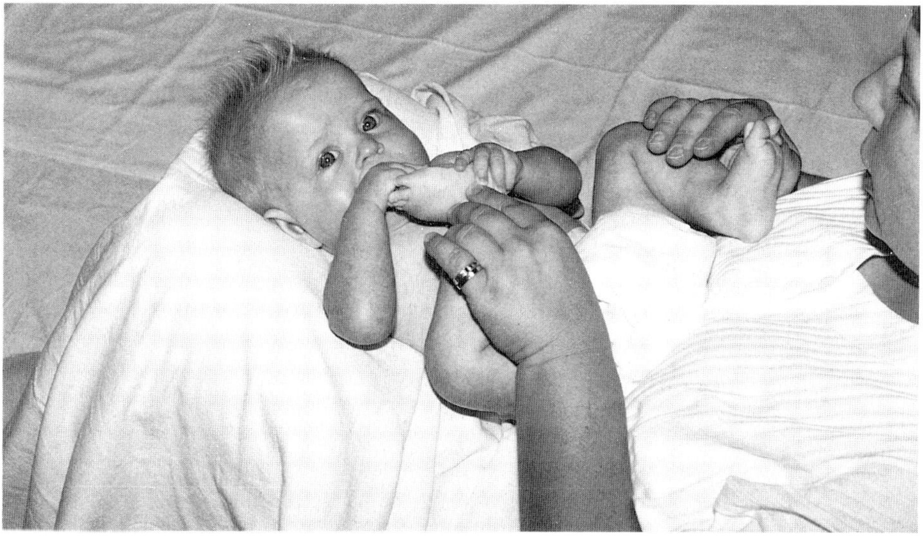

Bauchlage Das Kind liegt gern auf dem Bauch. Der Rumpf ist gestreckt. Die Hüften liegen gut auf (*Abb. 10*). Es kann sich auf die Unterarme stützen. Die Hände sind geöffnet (*Abb. 11*). Es kann sein Gewicht verlagern und einen Arm abheben, um einen Gegenstand zu greifen. Meist geschieht dies mit Lateralflexion, ab und zu schon mit Rotation.

Das Kind dreht sich manchmal von der Bauchlage in die Rückenlage, was allerdings meist zufällig passiert und so mehr wie ein Umfallen aussieht.

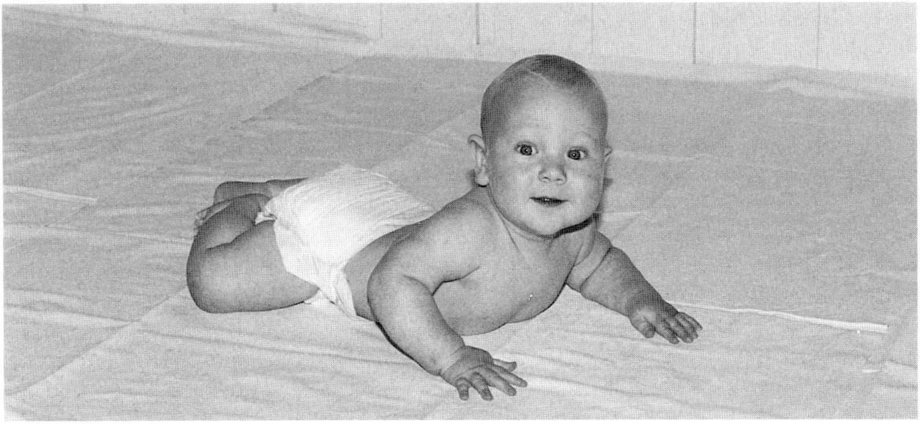

Abb. 10 △

Abb. 11 ▽

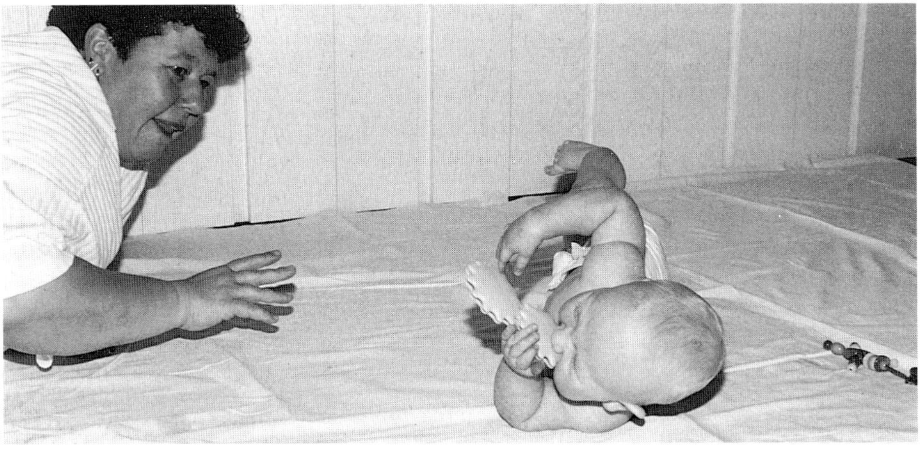

Reaktionen

Alle frühkindlichen primären Reflexe und Reaktionen sind integriert und durch Willkürmotorik ersetzt worden. Das Abstützen bei Verlust des Gleichgewichtes hat sich verbessert. Es kann schon gut Gewicht übernehmen und abfangen, wenn es umfällt. Beim Testen der Sprungbereitschaft zeigt das Kind gutes Abstützen. Bei der Landau-Reaktion sieht man noch keine vollkommene Streckung.

Die Sinne

Die Hand-Augen-Koordination ist gut ausgereift. Es schaut alle Gegenstände, die es in der Hand hält, genau an (*Abb. 12*). Meist wird eine Hand bevorzugt. Es hat einen wachen Blick. Es ergreift selbst Gegenstände, die es selbst auswählt. Es kann diese auch schon umfassen, so daß der Daumen eine gewisse Opposition einnimmt. Es kann auch schon ganzflächig greifen, z. B. einen Keks halten (mit dem Flachzangengriff) und allein essen. Wenn etwas herunterfällt, kann es dem fallenden Gegenstand nachgucken.

Es erzählt viel. Es sagt Mama und Papa ohne Zuordnung. Wenn es Geräusche macht, wiederholt es diese.

Abb. 12

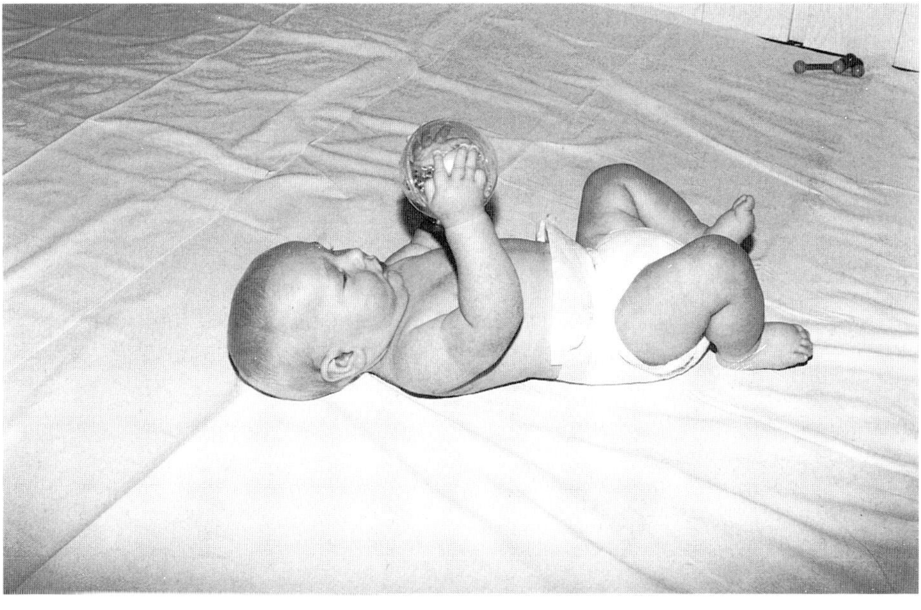

Sozialer Kontakt und Emotionalität Es fremdelt in dieser Zeit, was individuell stark ausgeprägt ist. Manche Kinder sind ängstlich. Sie lächeln den Untersucher an, wenn sie sich vertraut gemacht haben, und wenn die Mutter mitlacht. Es zeigt schon einen guten Umweltkontakt.

Es spielt gern Verstecken. Wenn ihm Spielzeug weggenommen wird, widersetzt es sich.

Siebter Monat

Rückenlage Die Rückenlage wird als Position nicht mehr gern genommen. Wenn das Kind auf dem Rücken liegt, dreht es sich sofort auf den Bauch und das über beide Seiten.

Bauchlage In der Bauchlage kann es sich um die eigene Achse drehen. Es stützt gut, liegt symmetrisch, und sein Gewicht liegt auf der Symphyse. Es greift nach vorne zu Gegenständen und streckt die Arme aus. Dabei sind die ersten Kriechbewegungen (oder Robben) zu beobachten. Viele Kinder führen das Robben auch erst rückwärts durch, indem sie ihre Arme zum Abstützen nutzen. Das Kind schafft es, seine Knie unter den Bauch zu schieben und so in den instabilen Vierfüßlerstand zu kommen (sein Körpergewicht liegt noch weit hinten).

Reflexe und Reaktionen Das Kind kann sich den verschiedenen Lagen im Raum gut anpassen. Die Stellreaktionen des Kopfes und des Körpers auf den Körper sind gut ausgeprägt. Das Gleichgewicht verbessert sich von Tag zu Tag. Es kann bei einem Gleichgewichtsverlust diesen ausgleichen, z. B. abstützen oder die Gegenbewegung über Rotation einleiten.

Die Sinne Das Kind sieht Personen und Gegenstände in allen Ebenen an. Es folgt oft mit beiden Händen und betrachtet das Objekt. So kann es auch eine Tasse greifen und alleine trinken. Es ißt auch schon von einem Löffel.

Das Kind erzählt gern und viel. Es zieht Doppelsilben aneinander, z. B. ma-ma, pa-pa, da-da,........ .

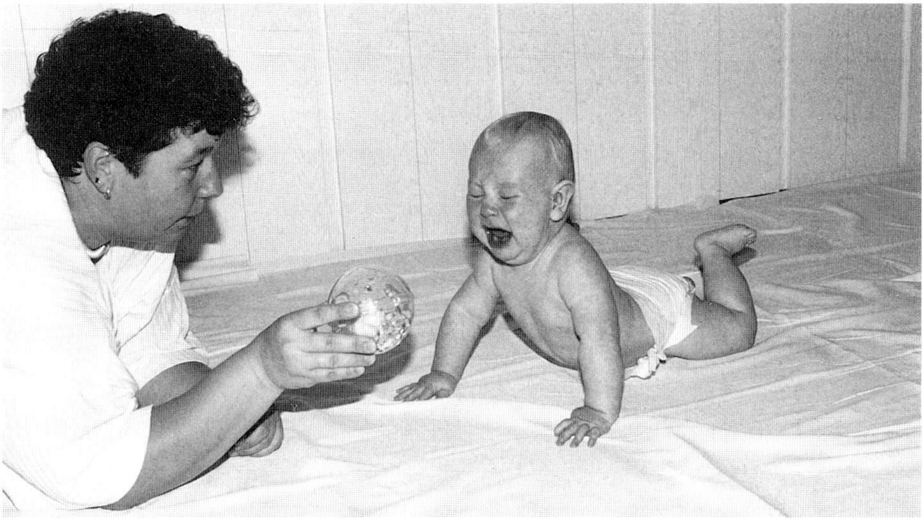

Abb. 13

Sozialer Kontakt und Emotionalität

Das Kind nimmt viel Kontakt über Blicke auf und antwortet auch mit Behagen oder Unbehagen (*Abb. 13*). Wenn ein Blickkontakt zustande kommt, beginnt es zu erzählen.

Achter Monat

Rückenlage

Diese Position wird nicht mehr »freiwillig« eingenommen. Selbst beim An- und Ausziehen ist es schwer, das Kind in dieser Position zu halten. Es dreht sich über beide Seiten sofort in die Bauchlage.

Bauchlage

In der Bauchlage liegt das Kind symmetrisch mit guter Streckung der Wirbelsäule. Die Hüften sind leicht außenrotiert und abduziert. Es stützt sich auf beiden Händen ab bis in den Handwurzelstütz. Es greift Gegenstände und betrachtet diese genau. Aus dieser Position schafft es das Kind, sich hochzustützen und in den Römersitz zu kommen, manchmal sogar bis in den schrägen Seitsitz. Zur Fortbewegung robbt es noch häufig. Einige Kinder krabbeln schon. Das Krabbeln geschieht noch mit sehr starrer Wirbelsäule ohne Rotationsbewegungen.

Sitz Kommt das Kind in den Sitz, kann es sich vorn und zu den Seiten abstützen. Dabei zeigt es schon gute Rotationen. Es dreht sich so um seine eigene Achse. Von dem Langsitz kommt das Kind in den Seitsitz und von dort aus über die Rotation in den Vierfüßlerstand, also in die Krabbelposition. Die Bewegungsübergänge werden viel von dem Kind geübt.

Reflexe und Reaktionen Das Kind hat in allen Positionen viel Stabilität erreicht. Die Stellreaktionen sind ausgeprägt vorhanden. Die Gleichgewichtsreaktionen werden auch täglich im Sitz verbessert. Es zeigt bei Verlust des Gleichgewichtes Abstützreaktionen. Die Sprungbereitschaft ist vorhanden. Beim Prüfen der Landaureaktion zeigt das Kind eine gute Streckung von Kopf, Rumpf und Hüften. Es kann seine Haltung verändern, so daß aus jeder symmetrischen Position eine asymmetrische werden kann und umgekehrt.

Die Sinne Es greift mit einer Hand zwei Klötze, entweder auf einmal, oder es greift erst den einen und dann mit der gleichen Hand den anderen Baustein. Das Kind klatscht in die Hände und spielt »Backe-backe-Kuchen«. Nach Aufforderung macht es »winke-winke« (bewegter Flachzangengriff). Auch Verstecken spielt es gern. Es greift Gegenstände zwischen dem Daumen und dem Zeigefinger. Besondere Freude hat es daran, Dinge nach unten zu werfen und erwartet, daß der Erwachsene diese aufhebt. So entdeckt es die Tiefe im Raum. Außerdem teilt es schon mit, welche Gegenstände es gern, und welche es nicht so gern anfaßt.

Sozialer Kontakt und Emotionalität Es schaut Personen, die es nicht kennt, erst skeptisch an. Manche Kinder fremdeln in diesem Alter, so daß eine Kontaktaufnahme schwer möglich ist. Es probiert viele Dinge aus und versteht auch Verbote wie z. B. »nein«. Außerdem reagiert es auf seinen Namen.

Neunter Monat

Rückenlage und Bauchlage

Diese Positionen werden so gut wie gar nicht mehr eingenommen. Wenn das Kind auf dem Bauch liegt, kommt es sofort in den Vierfüßlerstand und krabbelt, oder es kommt in den Sitz.

Sitz

Das Kind kann stabil sitzen und führt Gewichtsverlagerungen zu beiden Seiten aus. Es zeigt gute Rumpfrotationen, indem es z. B. eine Eisenbahn 180 Grad um sich herum fahren läßt. Es kann sich auch mit seinem Körper um die eigene Achse drehen.

Fortbewegung

Es krabbelt viel und schnell durch alle Räume (*Abb. 14, 15*). Wenn es zum Tisch, Schrank o. ä. krabbelt, stützt es sich an dem Gegenstand hoch und kommt über den Kniestand zum Halbkniestand in den Stand.

Das Kind kann, wenn es sich festhält, schon Gewichtsverlagerungen nach rechts und links im Stand ausführen.

Abb. 14

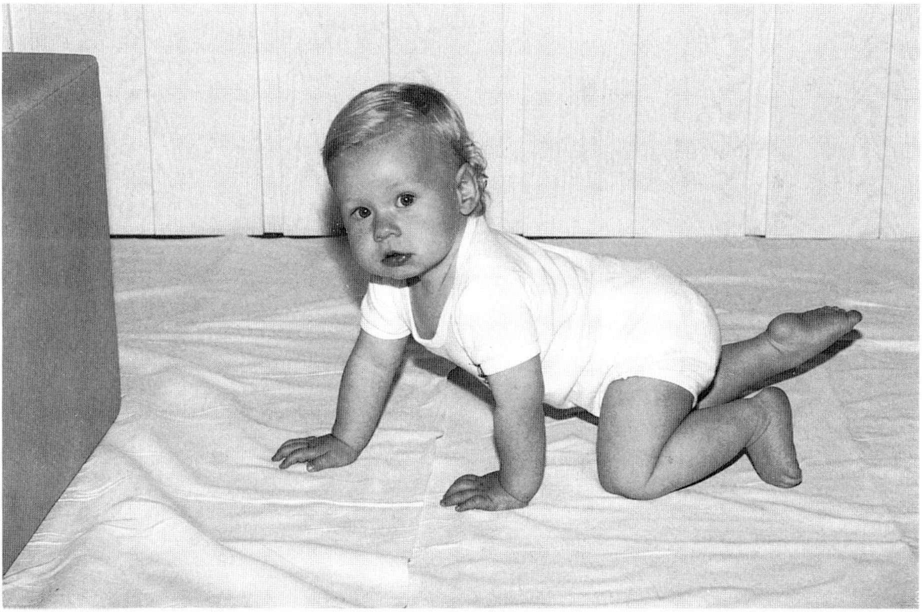

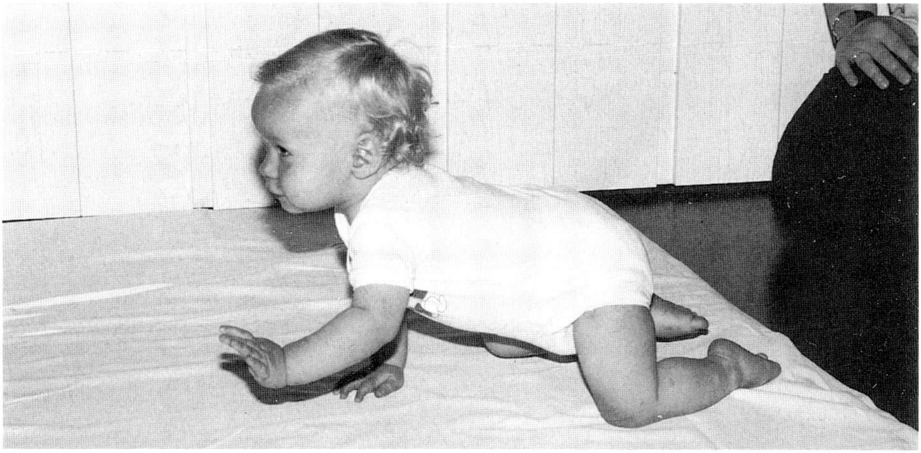

Abb. 15

So macht es die ersten Schritte seitlich. Manchmal geht es in die Knie und hopst rauf und runter. Wenn es schnell gehen soll, nimmt es wieder die Krabbelposition ein.

Reflexe und Reaktionen Die Stellreaktionen sind alle stabil ausgereift. Es zeigt eine gute Sprungbereitschaft und eine gute Landau-Reaktion. Wenn das Gleichgewicht verloren geht, kann es dies wieder herstellen.

Die Sinne Das Kind erzählt gern und viel. Es hat das Flüstern entdeckt.

Es greift nach Dingen und wirft sie weg. Oft faßt es mit gebeugtem Zeigefinger und Daumen (Kneifzangengriff). Es klatscht in die Hände und streckt einem Erwachsenen die Hände entgegen, wenn es hochgenommen werden will. Auch zeigt es nach Aufforderung »wie groß bist Du?« seine Größe. Es liebt Telefonhörer, Kabel und Uhrenticken. Wenn es etwas haben möchte, zeigt es mit ausgestrecktem Zeigefinger (= isolierte Zeigefingerstreckung) auf das Gewünschte. Dies unterstützt es oft verbal. Es schafft es schon, sich eine Mütze oder einen Hut vom Kopf zu ziehen.

Sozialer Kontakt und Emotionalität Es zeigt einen wachen Blick und kann auch den Blickkontakt halten. Es kann seine Wünsche schon recht gezielt äußern. Das Kind zeigt und verweigert Kontakte. Es wählt selber seine Bezugspersonen. Grundsätzlich läßt es sich nicht gern anfassen. Wenn man es lobt oder ihm etwas verbietet, reagiert es, indem es sich zu der Person hinwendet.

Das Kind erfährt jeden Tag neue Dinge und erkundet mit Freude seine Umwelt. Es beginnt sich zu verselbständigen. Für die Mutter bzw. die Bezugsperson ist dies eine anstrengende Zeit, da das Kind alles ausprobiert und natürlich auch einer großen Verletzungsgefahr ausgesetzt ist.

Zehnter Monat

Rückenlage und Bauchlage

Diese Positionen werden höchstens beim Schlafen noch eingenommen.

Sitz

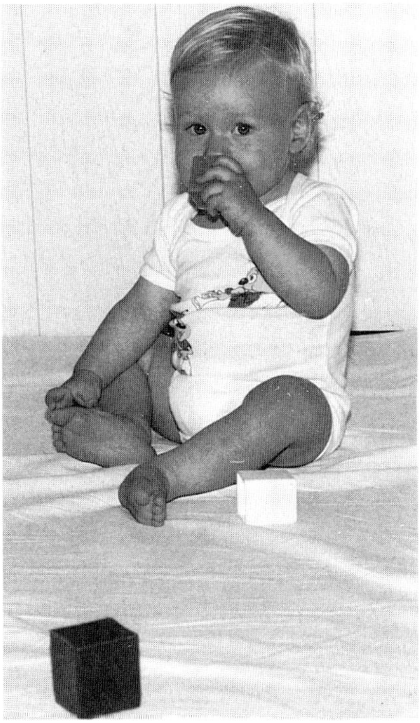

Das Kind richtet sich zum Sitzen auf (*Abb. 16*). Es sitzt frei und wechselt auch zwischen den unterschiedlichen Sitzpositionen, z. B. vom Langsitz – in den Seitsitz – in den Fersensitz. Es rutscht im Sitzen vorwärts und seitwärts.

Abb. 16

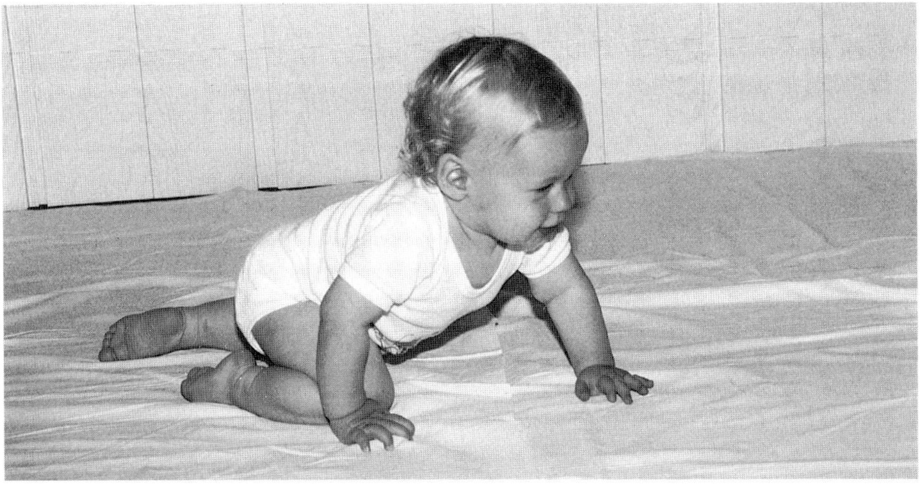

Abb. 17

Fortbewegung Das Kind krabbelt mit guten Rotationen (*Abb. 17*). Es kommt von dem Vierfüßlerstand über den aufgebrochenen Vierfüßlerstand oder über den Kniestand in den halben Kniestand mit Festhalten in den Stand.

Manchen Kindern gelingt es, von dem Vierfüßlerstand über den Bärenstand in den Stand zu kommen. Das bedeutet, sie stehen frei im Raum auf.

Reflexe und Reaktionen Das Kind zeigt gute Stellreaktionen im Raum. Es beübt das Gleichgewicht in höheren Positionen und zeigt gute Reaktionen beim Verlust des Gleichgewichtes. Es stützt sich ab. In den höheren Positionen ist eine gewünschte Spannung vorhanden. Der Tonus hat sich gut reguliert. Die Gelenke sind für das Stehen und Gehen vorbereitet.

Die Sinne Es kann das ergriffene Spielzeug weiterreichen. Gern wirft es Gegenstände nach unten und erwartet von dem Erwachsenen, daß der es wieder holt. Es spielt gerne. Auch ist es oft beim Spielen mit seinem ganzen Körper beschäftigt. So lernt es sich selbst besser kennen. Wenn es Gegenstände berührt, kann es genau mitteilen, ob diese Strukturen ihm angenehm oder unangenehm sind.

Es greift jetzt schon mit isolierter Zeigefingerbewegung, z. B. indem es Murmeln hält oder Münzen aufhebt. Manche Kinder entfernen die Flusen der Socken zwischen ihren Zehen. Man kann beobachten, wie konzentriert sie bei der Sache sind.
Es kann gezielt zuhören und auch mit vielen abwechslungsreichen Lauten antworten.

Sozialer Kontakt und Emotionalität

Der soziale Kontakt ist gut. Es hat einen guten Blickkontakt. Beim Essen am Tisch will es selbständig sein. Es nimmt den Löffel, muß aber noch gefüttert werden. Es kann allerdings allein die Tasse mit beiden Händen halten. Kekse oder Brötchen kann es schon allein essen. Manche Kinder können ab und zu auf den Topf gesetzt werden. Es hat noch keine Blasenkontrolle.

Zwölfter Monat

Der Sitz

Das Kind sitzt frei mit gestreckter Wirbelsäule. Die Hüften sind außenrotiert und abduziert. Es zeigt einen guten Langsitz, bei dem es sich zu allen Seiten abstützen kann. Es hat gute Rotationen. So spielt es gern in dieser Position (*Abb. 18*).

Abb. 18

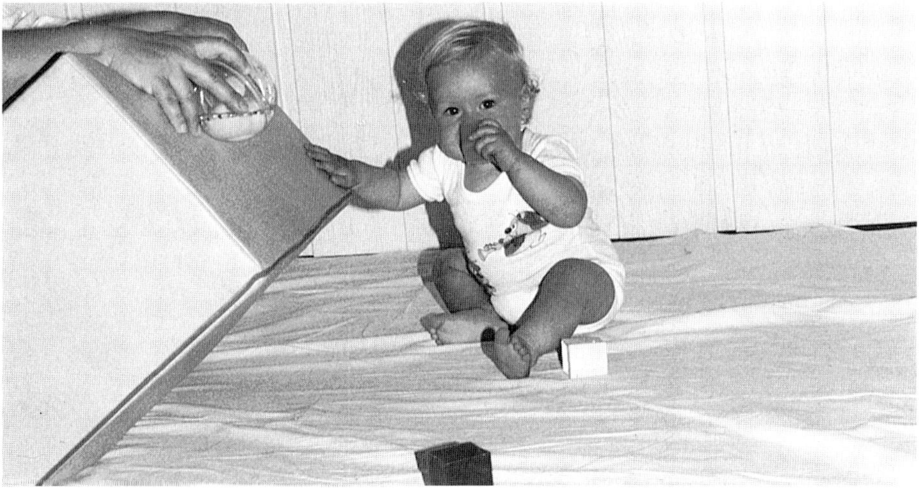

Fortbewegung Auch das Krabbeln steht noch im Vordergrund. Oft kommt es aus der Krabbelposition in den Bärenstand. Manche Kinder können sich auch schon im Bärengang vorwärts bewegen. Es krabbelt so schnell, daß man ihm oft schwer folgen kann.

Es stemmt sich gerne hoch zum Stehen und läßt sich ab und an zufällig los, so daß es eine kurze Zeit frei steht. Im Stand steht es noch mit einer breiten Basis und unsicher (*Abb. 19–21*). Die Arme sind oft vor dem Körper gestreckt und pendeln so das Gleichgewicht aus.

Es setzt sich dann, indem es die Hüften beugt, langsam auf das Gesäß.

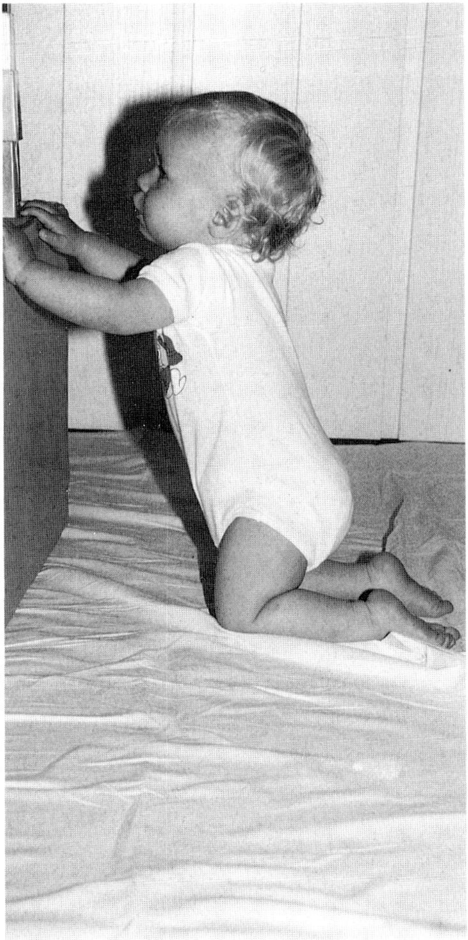

Abb. 19

Die Sinne Auch in der Sprache werden Fortschritte gemacht. Das Kind spricht 1 – 3 sinnbezogene Worte wie z. B. »ham-ham, wau-wau, gag-gag, Papa, Mama« usw.

Es reagiert, wenn man es auffordert, etwas zu holen, z. B. »Gib mir den Ball«. Auch gibt es gern etwas ab und nimmt es zurück (= Danke-bitte-Spiel). Es versteht schon viel. Gern versteckt es sich, oder es erwartet, daß der Erwachsene sich versteckt. Auch im

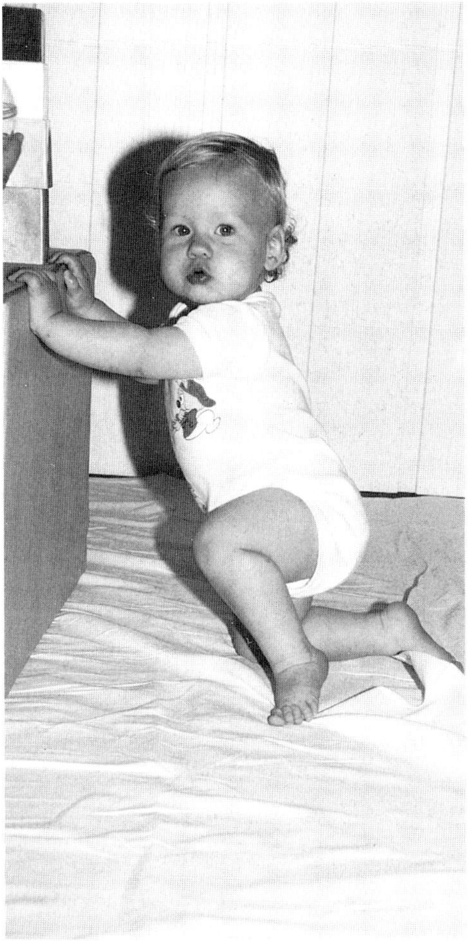

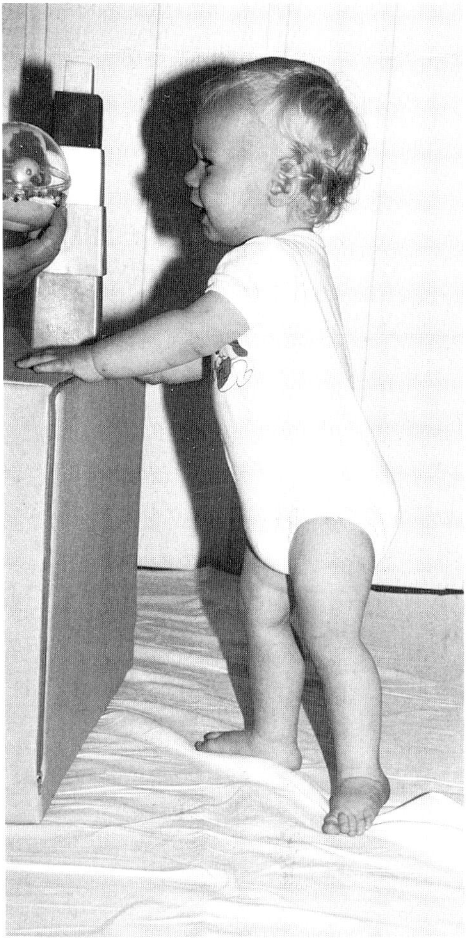

Abb. 20 *Abb. 21*

Spiegel erkennt es sich. Es zeigt das oft, indem es sich berührt und freut.

Sozialer Kontakt und Emotionalität

Es hat inzwischen herausgefunden, welche Schwächen die Erwachsenen in ihrer Umwelt haben und versucht dies auch zu nutzen. Es wird immer selbständiger und macht gern das, was ihm gefällt. Es wählt auch Kontakte in der Umwelt differenzierter und zeigt offen seine Emotionen

Fünfzehnter Monat

Die Fortbewegung Das Krabbeln ist koordiniert und wird mit guten Rotationen durchgeführt.

Es steht viel auf (*Abb. 22*). Manche Kinder laufen schon (75 %). Beim Laufen kann es einen Gegenstand in der Hand halten. Es kann auch vom Stand in die Hocke gehen und einen Gegenstand aufheben.

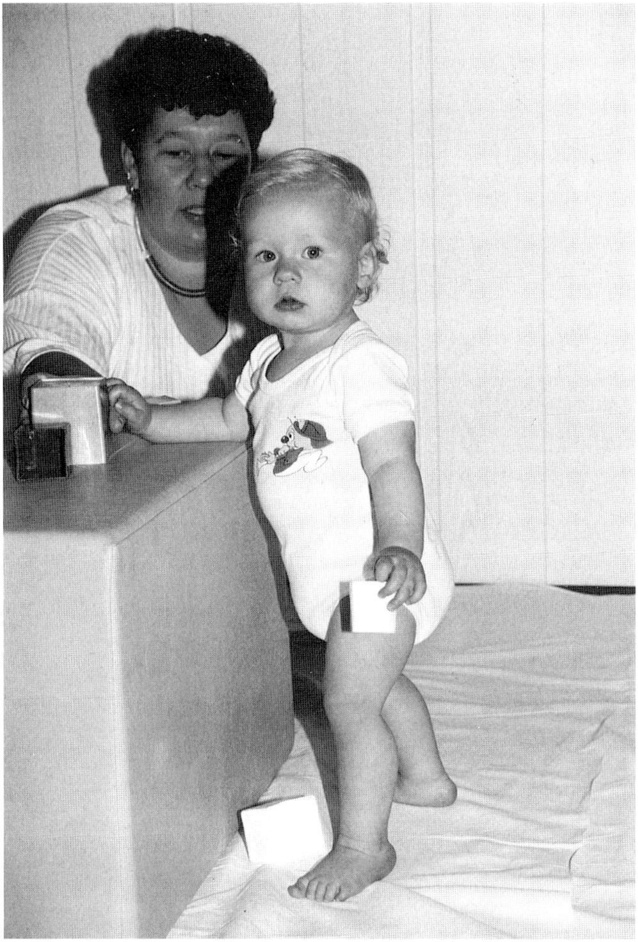

Abb. 22

Das Kind spielt selbständig und kritzelt schon mit einem Stift. Auch will es mit dem Löffel allein essen. Es kleckert und schmiert dabei herum. Es kann sich durchsetzen und seine Wünsche artikulieren. Jetzt steht die Sprachentwicklung im Vordergrund.

Sozialer Kontakt und Emotionalität

Achtzehnter Monat

Das Kind erweitert seine Qualitäten in allen Positionen. Das Laufen wird immer besser, obwohl viele Kinder noch im physiologischen Senk-Knick-Fuß gehen. Die Hüften sind oft noch innenrotiert, da noch nicht der vollständige Rotationsumfang vorliegt. Einige Kinder gehen auch noch breitbasig. Es spielt schon gern Fußball und läuft auch rückwärts. Wenn es läuft, kann es abbremsen. Es hält sich beim Treppensteigen fest. Es kann in die Hocke gehen, um etwas aufzuheben. Manche Kinder verweilen dort ein bißchen.

Die Fortbewegung

Auch mit den Händen ist es geschickter geworden. Es kann einen Ball werfen. Es baut einen Turm mit 4 Würfeln. Einige Kleidungsstücke können schon allein ausgezogen werden.

Gerne ordnet es Gegenstände, packt Dinge aus und faßt viele Sachen an, um die unterschiedlichen Materialien von der Oberfläche her zu ertasten. Es kann schon eine Buchseite umblättern.

Die Hände

Gern spielt es mit anderen Kindern und verteidigt sich, wenn ihm etwas weggenommen wird.

Sozialer Kontakt und Emotionalität

4 Abweichungen von der normalen Entwicklung

In dem Kapitel zuvor wurde die normale Entwicklung eines Säuglinges beschrieben. Sollten Abweichungen auftreten, muß es nicht unbedingt zu einer lebenslangen Behinderung kommen. Um dies genauer abzugrenzen, müssen viele unterschiedliche Kriterien beobachtet und interpretiert werden. Oft sind die Symptome auch versteckt, gerade bei den Kindern, die leicht betroffen sind. Besonders diese Fälle bedürfen einer genauen Beobachtung.

Zu beachten Zur Früherkennung und Interpretation benötigt der Untersucher viele Erfahrungen, die sich nur in der praktischen Arbeit sammeln lassen.

Abweichungen im ersten und zweiten Monat

Rückenlage Die vorwiegende Beugehaltung kann zu stark ausgeprägt sein, oder das Kind zeigt starke Strecktendenzen. Auffällig ist es, wenn die Schultern stark retrahiert sind und die Unterarme häufig in Pronation stehen. Eine Abweichung sind auch gefaustete Hände mit fest eingeschlagenen Daumen. Oft nehmen die Säuglinge eine stark asymmetrische Haltung ein. Manche Kinder liegen schlaff auf der Unterlage.

Bei Drehung des Kopfes neigen sie zu einem Opisthotonus. Die Beine liegen in der »Froschhaltung« (Abduktion und Außenrotation der Hüften), oder sie sind stark adduziert und innenrotiert. Sie zeigen kein Strampeln.

Das Kind liegt in der Bauchlage in einem totalen Beugemuster. Es kann den Kopf nicht heben und zu einer Seite ablegen. Es ist fixiert in dieser Position. Auch die Beine bewegen sich nicht.

Bauchlage

Eine Abweichung ist es, wenn Reaktionen zu stark dominierend, zu schwach, asymmetrisch oder gar nicht ausgeprägt sind.

Reflexe, Gleichgewichts- und Stellreaktionen

In den ersten Monaten fällt ein Säugling manchmal auf, wenn er zu ruhig oder zu unruhig ist. Entweder teilt er sich kaum seiner Umwelt mit, oder er schreit viel, wobei bei der zweiten Variante die Umwelt besorgter reagiert. Auch wenn keine Differenzierung im Schreien auftritt, es sehr einseitig monoton oder sehr schrill wirkt, sollte man hellhörig werden. So können evtl. Rückschlüsse auf die Atmung gezogen werden, die auch sehr unregelmäßig sein kann.

Die Sinne

Das Kind ist unruhig oder so ruhig, daß es apathisch wirkt. Es ist schwer zu beruhigen. Auch von der Mutter läßt es sich schwer beruhigen. Das macht es besonders schwierig, das Kind zu aktivieren.

Sozialer Kontakt und Emotionalität

Abweichungen im dritten und vierten Monat

In der Rückenlage liegt das Kind oft asymmetrisch. Der Kopf kann nicht in Mittelstellung gehalten werden. So ist kein Hand-Hand- bzw. Hand-Mund-Kontakt möglich. Das Kind zeigt kein alternierendes Strampeln. Die Beine sind hypoton und liegen vorwiegend in der »Froschhaltung«, oder sie neigen zu einem Hypertonus. Dann wären die Hüften adduziert und innenrotiert und die Knie extendiert.

Rückenlage

Auch hier ist die Haltung asymmetrisch. Oft ist die Bauchlage auffälliger und deutlicher zu interpretieren als die Rückenlage.
Es kann schlecht oder gar nicht den Kopf abheben. Die Hände sind stark gefaustet. Die Daumen eingeschlagen. Die Beine liegen

Bauchlage

in der »Froschhaltung«. Es strampelt nicht und wenn, unkoordiniert.

Die Sprunggelenke zeigen wenig Beweglichkeit. Manchmal sind sie übermäßig beweglich.

Reflexe, Gleichgewichts- und Stellreaktionen

Die Reaktionen, die sich in diesem Alter schon häufig abgebaut haben, sind noch stark persistierend. Sie zeigen häufig Asymmetrien.
Der Tonus ist wechselnd. Die Gelenke erscheinen schlaff überbeweglich. Der Tonus ist erhöht. Die Bewegungen sind unkoordiniert und eingeschränkt.
Beim Aufstellen auf die Füße werden die Beine angezogen, oder sie reagieren bei zuviel Tonus mit starrer Streckung.

Das Gleichgewicht in den niederen Ausgangsstellungen (Rückenlage und Bauchlage) ist mangelhaft.

Die Sinne

Das Kind kann häufig keine Geräusche lokalisieren. Auch das Fixieren von Personen oder Gegenständen ist nicht möglich. Auf einen Reiz kann das Kind nicht adäquat folgen. Häufig wird es durch einen Reiz sogar irritiert und reagiert mit schrillem lautem Schreien, oder es jammert. Die Art des Schreiens ergibt eine Information über seine Atmung.
Der Säugling artikuliert wenig oder gar nicht. Er wirkt stumm. Genauer sollte auch der Mund betrachtet werden, ob dieser ständig geöffnet ist, und wie die Zunge sich verhält. Es könnte aufgrund des Muskeltonus im Mundbereich auch zu Saug- und Schluckstörungen kommen, was natürlich Auswirkungen auf die Eßsituation hat.

Sozialer Kontakt und Emotionalität

Die Kinder sind häufig unruhig. Sie lassen sich schlecht beruhigen. Auch sind ihre emotionalen Reaktionen oft überschießend. Sie können natürlich auch sehr ruhig und apathisch sein.

Bei den Untersuchungen sollte auch die Mutter-Kind-Beziehung beachtet werden, da sich hier schon Störungen zeigen könnten. Die Angst der Mutter, daß ihr Kind nicht altersgerecht entwickelt ist, bringt unwillkürliche negative Rückmeldungen für das Kind mit sich. Im 3. und 4. Monat werden Abweichungen schon sehr deutlich und sollten auch ernst genommen werden.

Abweichungen im fünften bis achten Monat

Rückenlage

Das Kind bleibt auf dem Rücken liegen. Es hat seine Mitte nicht gefunden. Es kann sich nicht auf den Bauch drehen. Häufig zeigt es eine stark ausgeprägte Lieblingsseite. So kommt es zu Asymmetrien.

Bauchlage

Es kann den Kopf nur kurz oder gar nicht anheben. Entweder liegt dies an der mangelnden Kopfkontrolle oder an zu starken Strecktendenzen. Die Kinder mit wechselndem Tonus zeigen zuviel Beweglichkeit.

Sitz

Wenn der Untersucher das Kind in den Sitz bringt, kann es den Kopf noch nicht »mitnehmen«. Dieser hängt oft nach hinten. Es zeigt eine schlechte Kopfkontrolle. Ist das Kind im Sitz angekommen, fällt der Kopf nach vorn. Da das Kind eine Hüftbeugehemmung hat, kann es nicht gut sitzen. Es sitzt auf dem Kreuzbein, das heißt mit einem Rundrücken. Im Sitz ist keine Stabilität gegeben. Auch ein Abstützen der Arme ist nicht möglich, da die Schultern retrahiert, die Ellbogen gebeugt und proniert, und die Hände gefaustet sind.

Stand

Wenn der Untersucher das Kind in den Stand bringt, kann das Kind noch nicht aktiv mithelfen. Der Rumpf ist oft zu hypoton. Die Arme sind häufig vom Körper gestreckt, um die Balance zu halten. Die Beine zeigen eine Innenrotation und Adduktion in den Hüftgelenken, eine Extension der Knie und eine Spitzfußstellung der Füße.

Reflexe, Gleichgewichts- und Stellreaktionen

Oft bestimmen persistierende Reaktionen die Haltung und Bewegungen des Kindes. Hinzu kommt ein hypertoner, hypotoner oder wechselnder Grundtonus. So kann das Kind kaum eine Haltung bewahren, geschweige diese gezielt verändern. Die Stellreaktionen sind mangelhaft ausgeprägt. Der Kopf kann nicht stabil im Raum gehalten werden. Wenn das Gleichgewicht verloren geht, ist keine gute Einstellung im Raum möglich. Die Sprungbereitschaft und die Landaureaktion sind ungenügend oder überhaupt nicht vorhanden.

Das Greifen ist schlecht möglich. Oft wird nur eine Hand auffällig. Das Kind fixiert keine Gegenstände, und deshalb ist ein gezieltes Greifen nicht ausführbar. Wenn man dem Kind etwas in die Hand gibt, kann es mit Hilfe des Greifreflexes den Gegenstand halten, diesen aber nicht mehr loslassen.

Die Sinne

Wenn das Kind Störungen im Mundbereich aufweist, zeigen sich im sprachlichen Bereich ebenfalls Abweichungen. Es kann keine Doppelsilbe artikulieren. Häufig verschlucken sich die Kinder, da keine Koordination von Saugen und Schlucken möglich ist.
Das Kind kann nicht vom Löffel essen. Es ißt keine Kekse oder Brote alleine. Auch erkennt es häufig keine eßbaren Gegenstände wieder. Manche Kinder zeigen starkes Unbehagen, wenn sie mit dem Löffel gefüttert werden. Es ist manchmal auch vonnutzen zu sehen, wie sie gefüttert werden, ob dies ein Miteinander von Mutter und Kind ist, oder ob es »nur« ein Sättigen ist.

Sozialer Kontakt und Emotionalität

Das emotionale Verhalten des Kindes kann stark gestört sei. Es kann zu Problemen kommen, da eventuell Dinge von dem Kind erzwungen wurden, oder daß die Entwicklung des Kindes durch Frustrationen beeinträchtigt wurden. Auch zwischen der Umwelt und dem Kind können sich negative Emotionen manifestiert haben. Das Kind kann Signale der Umwelt fehlinterpretieren und zieht sich zurück oder reagiert mit Unbehagen. So fehlt das positive Feedback.

Der Befund

5

Anamnese

Bei der Befunderhebung ist auf die Anamnese nicht zu verzichten. Die Mutter sollte die ihr aufgefallenen Symptome beschreiben. Häufig werden folgende Verhaltenscharakteristika geäußert:

Verhaltenscharakteristika

- mein Kind läßt sich nicht beruhigen
- es schreit Tag und Nacht
- es ist »pflegeleicht«
- es schläft viel und wird nicht richtig wach
- es ist schwer zu füttern
- es ist sehr verspannt und muß ständig getragen werden
- es schreit wenig
- es kann nichts in die Hände nehmen
- das Kind kann sich nur mit den Augen im Raum orientieren
- es bewegt sich kaum.

Auch sollte bei dem Gespräch mit den Eltern geklärt werden, wie sie emotional mit den Schwierigkeiten umgehen.

Schwangerschaftsverlauf

Außerdem ist es wichtig, über den Schwangerschaftsverlauf zu sprechen, ob es z. B. Blutungen, Erbrechen oder andere Schwierigkeiten gab.

- Hat die Mutter während der Schwangerschaft Medikamente nehmen müssen?

- Hat die Mutter während der Schwangerschaft erbrochen?
- Sind Blutungen aufgetreten?
- Ab wann hat sie die Kindesbewegungen gespürt?
- Gibt es andere Erkrankungen oder Leiden in der Familie?
- Wie ist die soziale Situation der Familie?
- Welchen Beruf hatte die Mutter?
- Sind Fehlgeburten vorangegangen?
- Ist es ihr erstes Kind?

Auch zu der Geburt sind einige Fragen zu stellen

- War es eine Termingeburt?
- Oder kam das Kind zu früh?
- Wieviel zu früh?
- Wurde das Kind übertragen?
- Wie lange dauerte die Geburt?
- War es ein Kaiserschnitt?
- War es eine Zangengeburt/Saugglockengeburt?
- Kam es zu Nabelschnurkomplikationen?
- Hat das Kind sofort geschrien?
- Wie waren die Apgar-Werte?
- Ist das Kind beatmet worden?
- In welcher Klinik und wie lange wurde es behandelt?

Fragen zur Frühgeborenenphase

- Wurde das Kind beatmet, und wie lange?
- Hat es Medikamente bekommen und welche?
- Zeigt das Kind Krampfanfälle?
- Wie oft hat es gekrampft?
- Lag es im Inkubator?
- Ist die Mutter mit dem Kind entlassen worden?
- Wird das Kind gestillt?
- Bestehen Trinkschwierigkeiten?

Beobachtungskriterien für den Untersucher

Um sich der Beobachtungskriterien zu bedienen, muß der Untersucher sich mit der normalen Entwicklung auskennen. Er muß Erfahrungen haben, wie Kinder sich in den einzelnen Monaten bewegen. Wenn es dort zu Abweichungen kommt, muß er in der Lage sein, diese zu interpretieren.
Auch spontan ausgelöste Reaktionen müssen gedeutet und eingeordnet werden.
Um ein Kind zu befunden, braucht der Untersucher offene Ohren und scharf geschulte Augen für Mutter und Kind.

In der Rückenlage

- Wie ist die spontane Haltung des Kindes?
- Wie ist die Auflagefläche?
- Bevorzugt das Kind eine Seite?
- Wie ist die Kopfform?
- Was zeigt der Rumpf?
- Neigt das Kind zu einem Opisthotonus?
- Wie liegen die Schultern, die Ellbogen, die Hände und die Finger?
- Wie hält das Kind die Hüften, die Knie und die Sprunggelenke?

Der Untersucher überprüft die Gelenkbeweglichkeit der Arme und Beine.

Auch folgende Reflexe und Reaktionen sind in der Rückenlage zu testen:

- Such-Rooting-Reaktion
- die Saugreaktion
- die ATNR
- die Moro-Reaktion
- die TLR
- die gekreuzte Streckreaktion
- die suprapubische Streckreaktion
- die Fluchtreaktion
- die Magnetreaktion
- die Nackenstellreaktion auf den Körper

- das Puppenaugenphänomen
- der Greifreflex palmar
- der Greifreflex plantar.

Auch die tonischen Qualitäten werden vom Untersucher beurteilt.

In der Bauchlage

- Wie liegt das Kind?
- Wo ist die Auflagefläche?
- Kann es den Kopf heben?
- Wie hebt es den Kopf?
- Wo wandert das Gewicht hin?
- Wie verhält sich der Rumpf?
- Kann es sich abstützen?
- Welchen Stütz nutzt es?
- Und wie stützt es?
- Wie stehen die Hüftgelenke?
- Zeigt es Kriechbewegungen?
- Dreht es sich von der Bauch- in die Rückenlage?
- Oder von der Rückenlage in die Bauchlage?
- Wie ist die Gelenkbeweglichkeit in der Bauchlage?
- Wie ist die Fußstellung?

Der Untersucher schaut nach folgenden Reaktionen:

- die Landau-Reaktion
- die Sprungbereitschaft
- die Bauer-Reaktion
- der tonische Labyrinthreflex

In dem Sitz

- Kann das Kind sich aufsetzen?
- Wie setzt es sich hin?
- Wie verhalten sich der Kopf und Rumpf im Sitz?
- Welche Sitzposition wählt es spontan?
- Warum wählt es diese Position?
- Hat es mehrere Sitzmöglichkeiten?
- Ist ein Abstützen im Sitz möglich?
- Wo und wie stützt es sich ab?
- Wie stehen die Schultergelenke, Ellbogengelenke und Hände beim Stützen?

- Wie verhalten sich die Beine im Sitz?

In dem Vierfüßlerstand bis zu dem Stand

- Kann das Kind den Vierfüßlerstand einnehmen?
- Wie geschieht das? Symmetrisch oder asymmetrisch?
- Wo liegt sein Gewicht?
- Kann es krabbeln?
- Kommt es in den Fersensitz?
- Kann es den Seitsitz einnehmen?
- Nimmt es den Seitsitz zu beiden Seiten ein?
- Kann es in den Bärenstand kommen?
- Zeigt es den Kniestand?
- Wie stehen die Hüften im Kniestand?
- Kann es sich im Kniegang fortbewegen?
- Geht es vorwärts, seitwärts oder rückwärts im Kniegang?
- Muß es sich festhalten, oder geht es frei?
- Kann es vom Kniestand in den halben Kniestand kommen?
- Steht mehr das rechte oder linke Bein vor?
- Schafft es dies mit oder ohne Festhalten?
- Wie steht das Kind?
- Wie verhalten sich Kopf, Rumpf und die Extremitäten zueinander?
- Kann das Kind seitlich gehen?
- Geht es nach beiden Seiten?
- Überkreuzen sich die Beine beim Gehen?
- Wie stehen die Hüften, Knie und Füße beim Gehen?
- Wie verhalten sich die Zehen?

Das Greifen

- Wie ist der Hand-Mund-Kontakt?
- Zeigt das Kind eine Hand-Augen-Koordination?
- Wie ist die Hand-Hand-Beziehung?
- Gibt es eine bevorzugte Hand?
- Kann es gezielt etwas greifen?
- Kann es wieder loslassen?
- Was greift es spontan?
- Kann es über die Mittellinie greifen?
- Welchen Griff benutzt es?
- Kann das Kind einzelne Finger bewegen?
- Wie ist die Kraftdosierung?

Sonstiges

- Wie reagiert das Kind emotional?
- Ist es kontaktfreudig oder eher ablehnend?
- Wie sind die Größe und das Gewicht des Kindes?
- Was sagt uns die Atmung?
- Ist der Mund geöffnet oder geschlossen?
- Ist das Verhalten des Mundes von den Positionen abhängig?
- Wie verhält sich die Zunge?
- Zeigt das Kind Speichelfluß?
- Nimmt das Kind Medikamente?
- Welche Medikamente?
- Sind Operationen vorausgegangen?
- Welche Hilfsmittel werden benutzt?

- Bemerkungen

- Notizen

- Therapieinhalte

Das Bobath-Konzept

6

Die Erläuterung

Die Behandlungsmethode wurde von dem englischen Ärztepaar Dres. Berta Bobath (Physiotherapeutin) und Karl Bobath (Neurologe und Psychiater) in London entwickelt. Ursprünglich diente das Konzept zu der Behandlung von Jugendlichen und Erwachsenen mit erworbenen Bewegungsstörungen (z. B. nach einem Schlaganfall). Schon bald wurde das Konzept in der Therapie von Säuglingen und Kindern mit angeborenen Bewegungsstörungen angewandt.

Das Konzept, basierend auf neurophysiologischen Erkenntnissen, wurde stetig weiterentwickelt. Es zeichnet seine große Bandbreite dadurch aus, daß es ein wachsendes, empirisches, ganzheitliches Konzept ist.

Heute arbeiten Therapeuten/innen aus unterschiedlichen Fachrichtungen, wie z. B. Ergotherapeuten, Logopäden und Krankengymnasten/innen mit an diesem Konzept. Es werden Patienten mit motorischen, sensorischen und kognitiven Störungen nach dem Bobath-Konzept behandelt.

Die Normalentwicklung des Kindes beinhaltet eine ständige Anpassung zwischen dem Kind und seiner Umwelt. Durch ständiges Ausprobieren, Erfahren und Wiederholen lernt das Kind, sich in der Welt zurecht zu finden. Es entwickelt eigene Handlungsstrategien. Dabei baut sich jede Bewegung auf das zuvor Erlernte auf. Die primitiven Haltungsmuster, Reflexe und Reaktionen werden umgewandelt zu höheren willkürlichen Bewegungsabläufen. Von Tag zu Tag erlernt das Kind stabilere, differenziertere und flexiblere Anpassung in seinem Umfeld.

Bei Kindern, die seit ihrer Geburt an einer zerebralen Schädigung leiden, können aufgrund der zu niedrigen oder zu hohen Muskelspannung und dem Fortbestehen primitiver Reflexe und Reaktionen keine normalen Bewegungen ausgeführt und entwickelt werden.
Intelligente Kinder, die nicht so schwer geschädigt sind, werden ihre pathologischen Muster ausnutzen, um sich aufzurichten und sich fortzubewegen. Die pathologischen Bewegungen »schleifen« sich ein und werden verstärkt, da die Kinder ständig kompensieren müssen. Dies führt später zu Fehlstellungen in den Gelenken und zu Kontrakturen.
Die Bewegungen können nicht differenziert entwickelt, und das Gleichgewicht kann nicht adäquat angepaßt werden.

Aufgrund dieser Störung erlebt das Kind eine veränderte Sensomotorik. Das führt zu Wahrnehmungsstörungen. Daraus ergibt sich, wie wichtig die Früherkennung und Frühbehandlung des Kindes ist. Voraussetzung für eine Behandlung sind die ärztliche Diagnose und die ergänzende fachspezifische Befunderhebung. Der Therapeut muß Kenntnisse über die physiologische und sensomotorische Entwicklung und ihre Abweichungen haben, denn ansonsten ist eine Beurteilung des Kindes nicht möglich.

Voraussetzungen für die Behandlung

- Eine zentrale Wachheit, Motivation und Aufmerksamkeit.
- Ein angepaßtes Angebot des Therapeuten, abgestimmt auf das Alter und die Entwicklung des Kindes.
- Das Handeln sollte situations- und alltagsbezogen sein.
- Es sollten auch die Sinne des Kindes mit angesprochen werden, z. B. Proprioception, Oberflächensensibilität und Vestibulum.

Auch optische, akustische, taktile Reize sowie Geruch und Geschmack sind für das motorische Lernen wichtig.

In der Therapie wird außer den genannten äußerlich angewendeten Reizen der Tonus des Kindes reguliert. Das heißt, die physiologischen Haltungen und Bewegungen werden gebahnt. Bei Bedarf können Hilfsmittel eingesetzt werden. Sie sollen Erleichterungen für das Kind, die Eltern und den Therapeuten schaffen.

Die Bezugspersonen des Kindes werden von Anfang an in die Behandlung mit einbezogen. Es sollte ein »Miteinander-Arbeiten« von allen Personen sein, die mit dem Kind umgehen.

Was bedeutet Handling?

Das Handling ist das Hantieren, die tägliche Handhabung des Kindes. Wichtig dabei ist, daß das Handling den Eltern und allen Personen, die mit dem Kind umgehen, gezeigt wird. Denn bei diesen alltäglichen Bewegungen sollte das Kind normale Bewegungserfahrungen sammeln. Das bedeutet, daß abnormale Haltungs- und Bewegungsmuster gehemmt und somit später abgebaut werden. So wird die Muskelspannung reduziert. Aus den gehemmten Positionen werden normale, dem Entwicklungsstand des Kindes entsprechende Bewegungen gebahnt.

Bei dem Handling wird bei Kindern mit schlechter Kopf- und Rumpfkontrolle sehr zentral gefaßt. Man spricht von Schlüsselpunkten (key-points), an denen der Hantierende anfaßt. Später können die Schlüsselpunkte weiter nach distal gelegt sein, z. B. Schultern, Hüfte, Ellbogen, Knie. Die Schlüsselpunkte können symmetrisch oder asymmetrisch gewählt werden. Die Wahl der Schlüsselpunkte gibt die gewünschte Bewegung vor.

Das Handling sollte auf die Bedürfnisse des Kindes und der Eltern abgestimmt sein. Die Anleitung hat sich nach dem Niveau der Eltern zu richten. Eine Unter- oder Überforderung führt selten zum gewünschten Erfolg. Der Therapeut sollte das Handling auch immer wieder kontrollieren und verbessern.

So wird die Mutter mit der Zeit abnormale Koordinationsschablonen ihres Kindes erkennen und in der Lage sein, das Handling den Bedürfnissen des Kindes anzupassen.

Wovon ist das Handling abhängig?

- Von den Eltern bzw. dem Umfeld des Kindes
- Von dem Alter des Kindes
- Von den Bedürfnissen des Kindes
- Von den motorischen Voraussetzungen des Kindes.

Das bedeutet, daß das Handling im allgemeinen nicht für alle Kinder gleich sein kann. Es wird individuell nach den Bedürfnissen, den Fähigkeiten und dem sozialen Umfeld ausgerichtet.

Haltung und Bewegung des Kopfes und Rumpfes im Raum

»Das Kind stellt sich ein« Bei jedem Positionswechsel muß sich ein Mensch neu organisieren. Er muß seine Haltung verlassen, um in die Bewegung zu gelangen. Dies ist in dem ersten Lebensjahr geübt worden. Viele Bewegungserfahrungen wurden gemacht und sind als Bewegungsmuster im Gehirn gespeichert.

Zu beachten Jede Bewegung wird mit einer Gewichtsverlagerung eingeleitet, welche in unterschiedliche Richtungen durchgeführt werden kann.

Gewichtsverlagerung nach kranial und kaudal Wenn ein Kind in der Rückenlage mit den Beinen strampelt, wandert sein Körperschwerpunkt kopfwärts. Je älter es wird, desto höher kann es die Beine nehmen (Hand-Knie-Kontakt, Hand-Fuß-Kontakt), und das Körpergewicht liegt am Ende des 1. Lebensjahres auf dem Hinterkopf.

In der Bauchlage liegt das Körpergewicht erst sternal, und im Laufe des ersten Lebensjahres verlagert sich das Gewicht weiter fußwärts, so daß es im Alter von 3–4 Monaten auf dem Schambein liegt und im 6.–7. Monat die Hüften schon gut gestreckt halten kann.

Gewichtsverlagerung nach rechts und links Die Gewichtsverlagerungen nach rechts und links finden in den unteren Positionen (Rückenlage und Bauchlage) statt, indem das Kind den Kopf zu einer Seite dreht bzw. hebt. Später folgt dem Kopf der Arm, bis das Kind sich von der Rückenlage in die Seitlage dreht. Natürlich erfolgt dies auch umgekehrt, bis es schließlich durch den Raum rollen kann. Dazu benötigt es die wechselnde Bewegung von Streckung und Beugung zwischen den beiden Körperhälften.

Das Drehen sollte über beide Seiten erfolgen. Es ist die erste Möglichkeit der Fortbewegung.

Wenn es sich von der Rückenlage bis zur Seitlage drehen will, verlagert es sein Gewicht zu einer Seite. Dies ist die stabile Seite (man spricht auch von der langen Seite). Somit hat es seine Bewegungsrichtung bestimmt. Die mobile (kurze) Seite führt die Bewegung weiter in die Seitlage. Der Kopf wird hierzu abgehoben und stellt sich zum Körper und im Raum neu ein.

Ab dem 3. Monat kann der Kopf in der Mittelstellung zum Körper gehalten werden. Ab dem 4. Monat ist das Kind in der Lage, eine Lateralflexion zu der mobilen Seite durchzuführen, und ab dem 6. Monat kommt eine Rotationsbewegung hinzu.

Diese Einstellung von Kopf und Rumpf zueinander und im Raum erfolgt immer in dem gleichen Ablauf, so daß der Kopf erst immer mittig, dann in Seitneigung und dann in Rotation eingestellt wird. Dies wird auch in jeder Position neu erlernt. Auch wenn das Kind bei der Drehung von der Rückenlage in die Bauchlage diese Einstellung von Kopf und Rumpf beherrscht, heißt das nicht, daß es in den höheren Positionen dies auch schon kann.
Im Sitz (einer höheren Position) muß dann erneut die Einstellung erlernt werden. Das gleiche gilt für noch höhere Positionen wie z. B. den Stand.

7 Handling

Aufheben aus der Rückenlage (RL)

Physiologisches Alter Das Kind sollte von Anfang an im aufgebrochenen Muster aus der Rückenlage aufgehoben werden (*Abb. 23*). Das bedeutet, daß ein Bein des Säuglings über den Unterarm des Therapeuten gelegt wird. So ist die Pathologie gehemmt, und physiologische Bewegung kann gebahnt werden.

Schlüsselpunkte Die Schlüsselpunkte sind die Schultern beidseits (*Abb. 24*).

Ausführung Der Therapeut legt seine Hände beidseitig unter die Scapula. Die Daumen liegen ventral. Das mobile Bein des Kindes legt der Therapeut über seinen Unterarm. Jetzt führt der Therapeut eine Gewichtsverlagerung durch und wartet auf die neue Einstellung des Kindes. Wenn diese erfolgt, dreht sich das Kind über die stabile Seite von der Rückenlage (RL) bis zur Seitlage (SL). Dort wartet man die Reaktion ab.

Reaktion Die untere Seite ist die stabile Seite (*Abb. 25*). Die oben liegende Seite verkürzt sich. Das ist die mobile Seite. Das Kind hebt den Kopf von der Unterlage ab. Im 3. Monat wird der Kopf zur Körpermitte eingestellt; ab ca. dem 4. Monat kommt eine Lateralflexion (Seitneigung) hinzu, und ab ca. dem 6. Monat folgt eine Rotation (Drehung).

Wenn die altersgerechte Reaktion erfolgt ist, hebt der Therapeut das Kind auf. Die Bewegung sollte langsam ausgeführt werden, so daß sich der Therapeut an das Tempo des Kindes anpassen kann.

Das Kind sollte über beide Seiten hochgenommen werden, so daß es zu keiner Ausprägung einer Lieblingsseite kommt.
Sollte das Kind nicht der Bewegung folgen können, bringt der Therapeut es noch einmal zurück in die Rückenlage, da das Kind den Bewegungsablauf annehmen muß. Ansonsten kann nicht von Bahnung gesprochen werden.

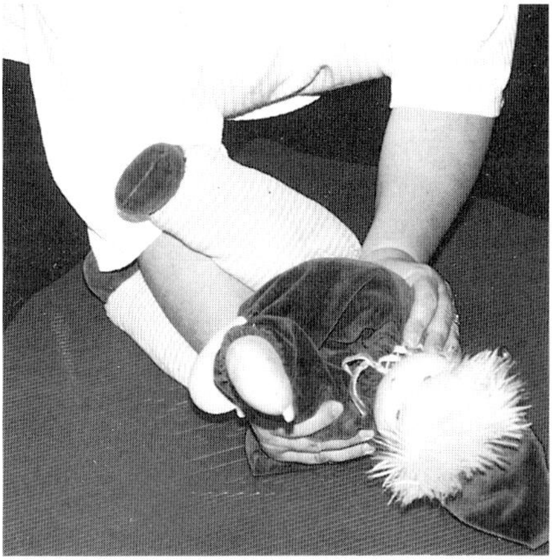

Abb. 23

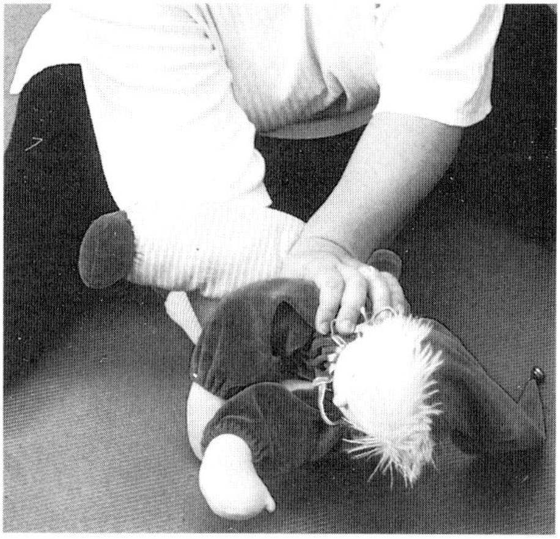

Abb. 24

Abb. 25

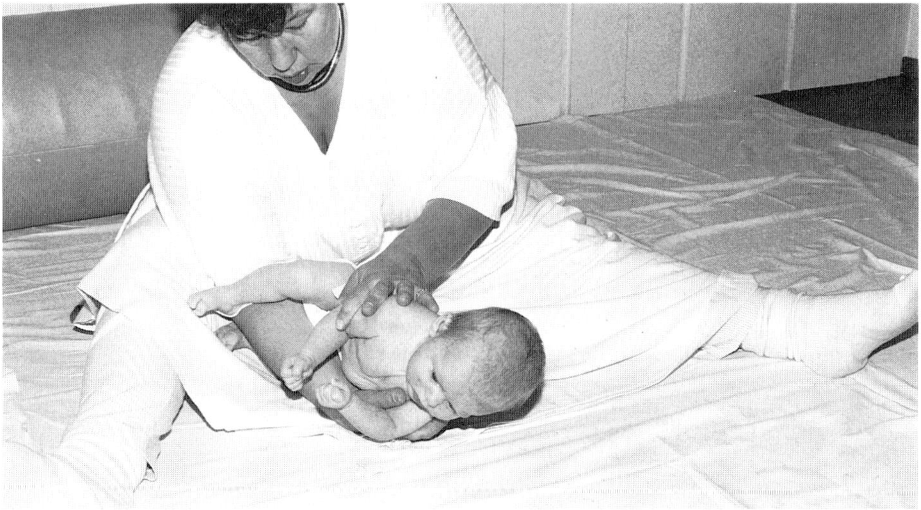

Aufheben aus der Bauchlage (BL)

Physiologisches Alter Das Kind sollte ab sofort im aufgebrochenen Muster aus der Bauchlage aufgehoben werden, indem der Therapeut zwischen den Beinen des Kindes hindurchgreift. Damit wäre die Pathologie gehemmt.

Schlüsselpunkte Der Therapeut greift mit seiner stabilen Hand schienend an die stabile Schulter des Kindes. So liegt der Arm vorne (in Elevation). Die andere Therapeutenhand (mobile Hand) greift zwischen den Beinen des Kindes bis an das Sternum (Brustbein) (*Abb. 26, 27*).

Ausführung Das Kind wird von der aktiven Therapeutenhand langsam von der Bauchlage in die Seitlage gedreht. Dort wird die Reaktion, d.h. die Einstellung von Kopf und Rumpf abgewartet.

Reaktion Die obenliegende Seite verkürzt sich. Dies ist die mobile Seite. Der Kopf stellt sich altersgerecht ein. Dann wird das Kind so hochgehoben und wieder in die Bauchlage gedreht.

Die stabile Hand des Therapeuten kann jetzt von der Schulter entfernt werden. Eventuell kann der Therapeut die Hand nutzen, um beide Arme in Elevation zu halten.

Im 3. Monat kann das Kind den Kopf heben und diesen mittig einstellen. Ab dem 4. Monat streckt sich die Brustwirbelsäule. Die Extension (Streckung) verläuft weiter kaudal bis zur maximalen Hüftextension (12. Monat).

Die Extension des Rumpfes läßt sich durch Schaukelbewegung (mit Schwung nach kranial) verstärken.

Hinweis Das Ablegen des Kindes erfolgt auch immer über die Seitlage. Wenn sich das Kind eingestellt hat, wird es weiter in die gewünschte Position z. B. Bauchlage gedreht (*Abb. 28*).

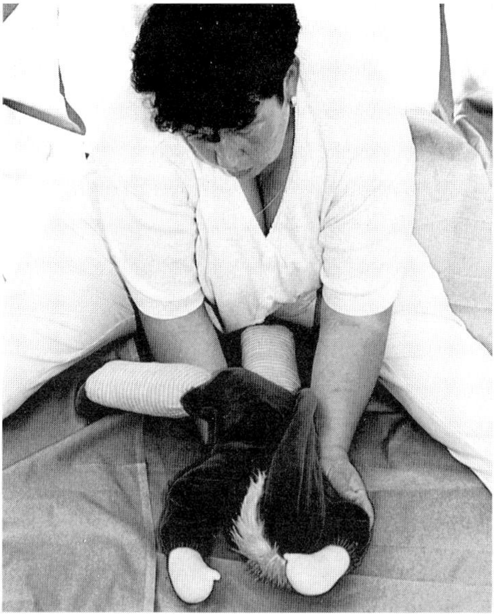
Abb. 26

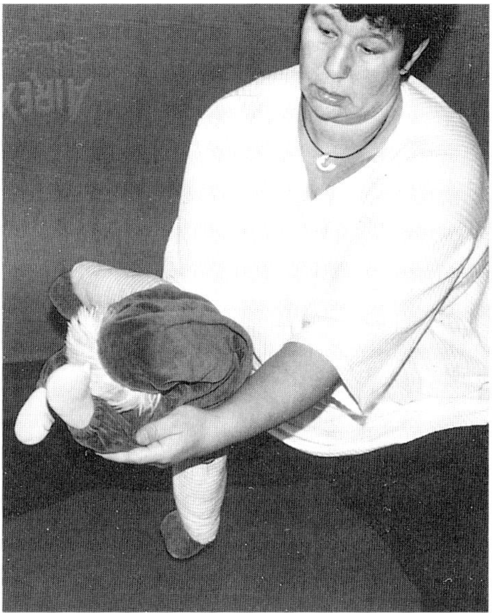
Abb. 27

Abb. 28
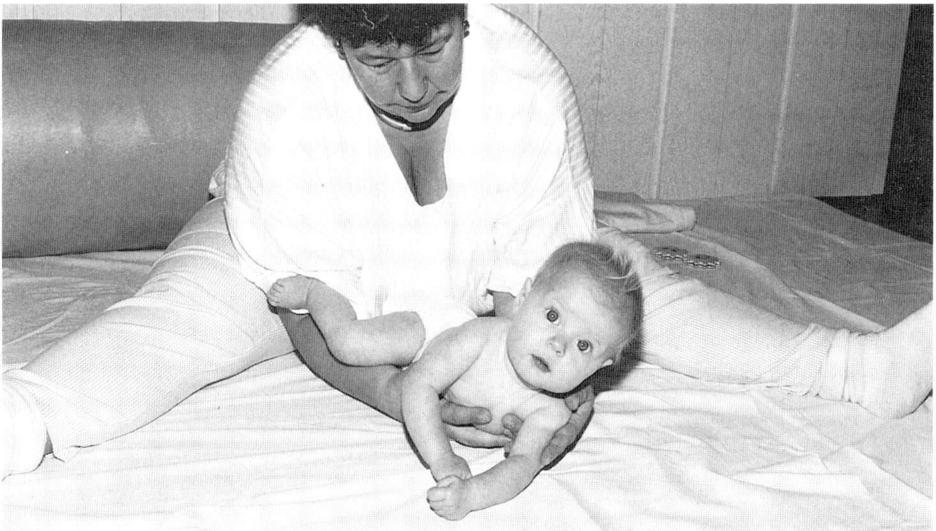

Tragemöglichkeit 1

Schlüsselpunkt Die Tragemöglichkeit ist die Fortsetzung von dem Aufheben aus der Rückenlage. Das Kind wird von der Aufhebeposition nur noch zum Rücken des Therapeuten gedreht. Dies erfolgt durch eine Drehung des ganzen Rumpfes.

Vorteile

- Ein aufgebrochenes Muster, d. h. ein Bein ist in der Hüfte gestreckt, die andere Hüfte ist gebeugt. Dies ist eine physiologische Bewegung, die zur Einleitung des Drehens gebraucht wird. Es ist nichts anderes als ein Standbein (gestreckte Hüfte) und ein Spielbein (gebeugte Hüfte) (*Abb. 29*).

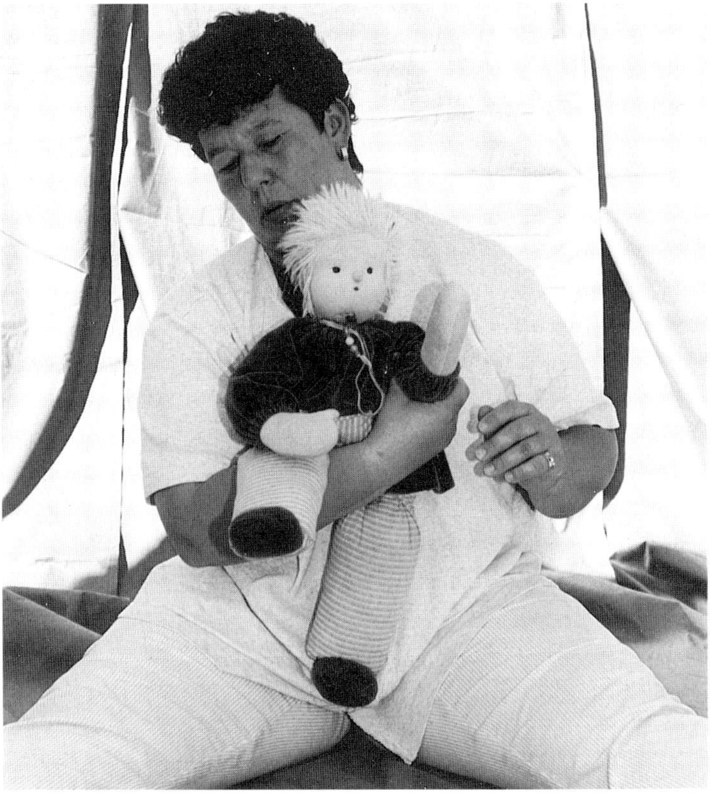

Abb. 29

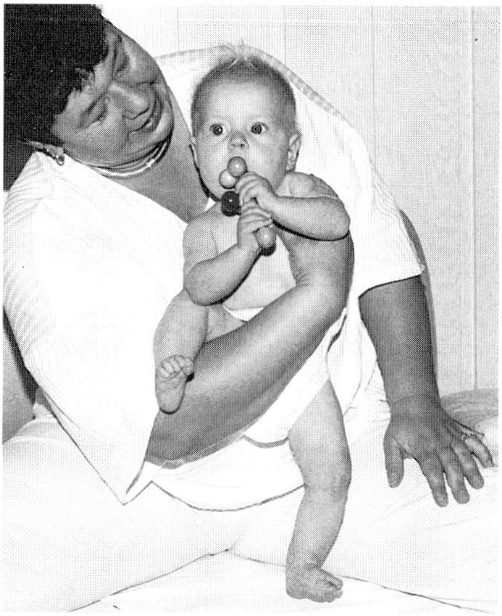

Abb. 30

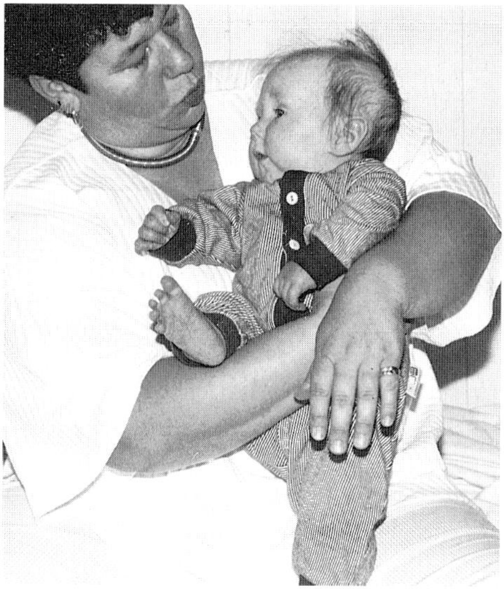

Abb. 31

- Das Kind erhält viel Rumpfstabilität. Die kann variiert werden, indem der Therapeut variabel seinen Rumpf mehr oder weniger dem Kind zum Anlehnen anbietet.
- Das Kind hat beide Hände frei. Es kann so etwas greifen, festhalten oder in den Mund stecken (*Abb. 30*).
- Das Kind hat viel Bewegungsfreiheit des Kopfes und befindet sich dennoch in einer sicheren Position. Das bedeutet, daß das Kind durch die Umwelt Reize bekommt und so motiviert wird, den Kopf zu bewegen (*Abb. 31*).
- Das Kind hat Hand/Augen und Hand/Mund Koordination.
- Das Kind hat Körperkontakt.
- Das Kind sieht in den Raum hinein, was die visuelle Wahrnehmung fördert.
- Der Therapeut hat eine Hand frei. Dies ist überaus wichtig, denn oft braucht er diese um z. B. Spielzeug anzubieten.
- Beide Seiten des Kindes müssen berücksichtigt werden. Sowohl das rechte, als auch das linke Bein müssen einmal Standbein bzw. Spielbein werden.

Tragemöglichkeit 2

Schlüsselpunkt Eine Therapeutenhand greift über Kreuz an die Hüfte oder an das Knie des Kindes. Auf dem Foto greift die linke Therapeutenhand an die rechte Hüfte des Kindes.

Vorteile Es sind die gleichen Vorteile wie bei der Tragemöglichkeit 1 (*Abb. 32, 33*). Jedoch braucht das Kind mehr Kopf- und Rumpfstabilität, da der Halt des Therapeuten sich verringert hat (*Abb. 34–36*).

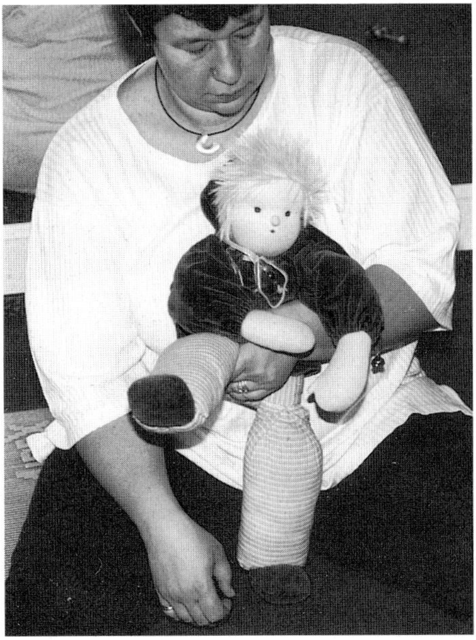

Abb. 32

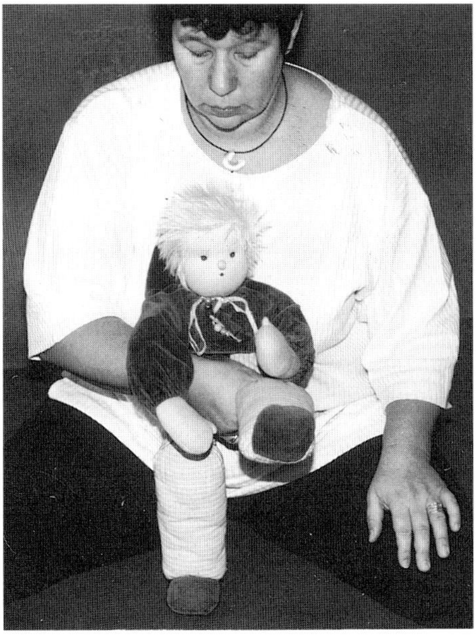

Abb. 33

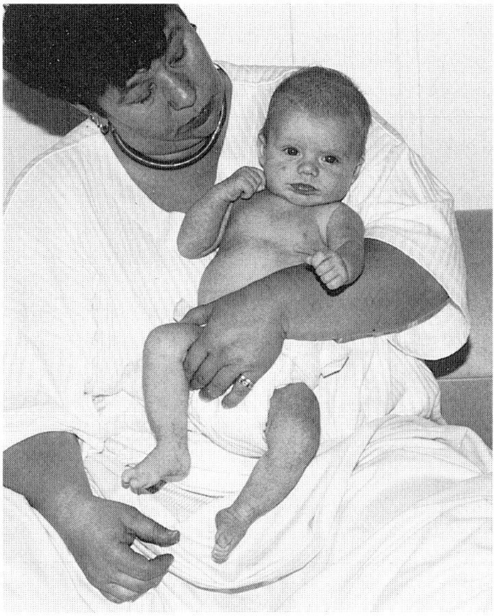

Abb. 34

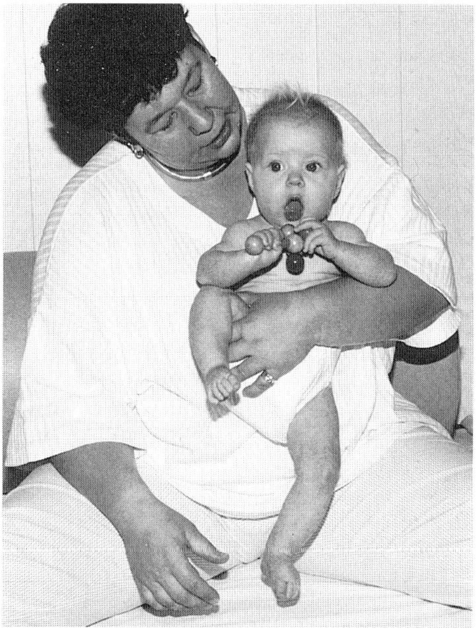

Abb. 35

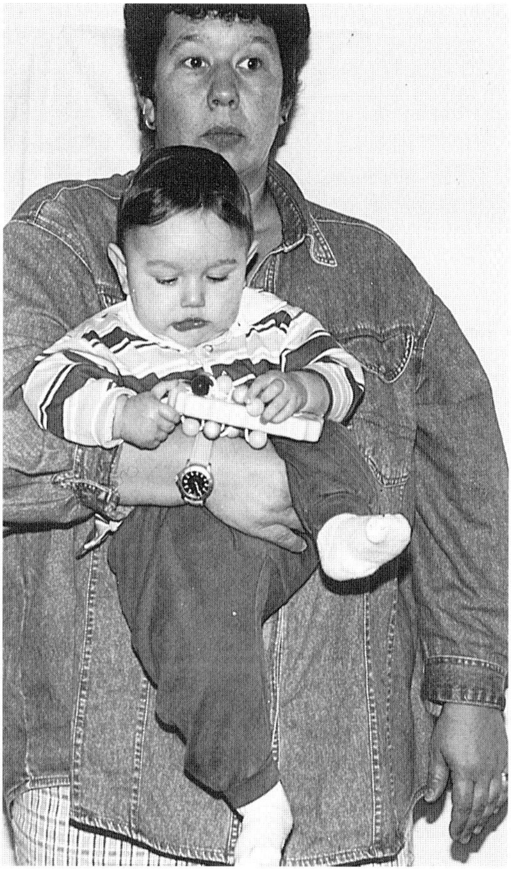

Abb. 36

Tragemöglichkeit 3

Physiologisches Alter Das Kind sollte aktiv sitzen können. Aktiv sitzen heißt, daß sich das Kind von selber hinsetzen kann. Dies geschieht in der normalen Entwicklung zwischen dem 8. und 9. Monat.

Schlüsselpunkte Eine Therapeutenhand liegt unterstützend an den Sitzbeinen. Die andere Hand liegt am Rumpf oder an der Schulter des Kindes.
Bei guter Rumpfstabilität kann der Therapeut die Hand, welche am Rumpf liegt, wegnehmen (*Abb. 37*).

Vorteile

- Das Kind befindet sich in einer hemmenden Position, das heißt, beide Hüften sind in Abduktion und Außenrotation.
- Der Rumpf ist in einer mittigen, gestreckten Position. Der Therapeut kann durch Klopfungen am Rumpf oder an den Sitzbeinen mehr Strecktonus erarbeiten.

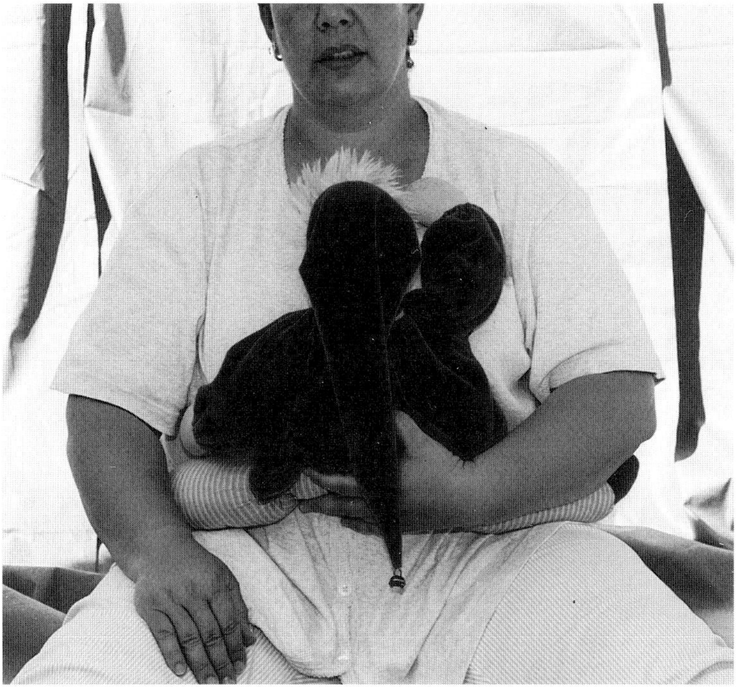

Abb. 37

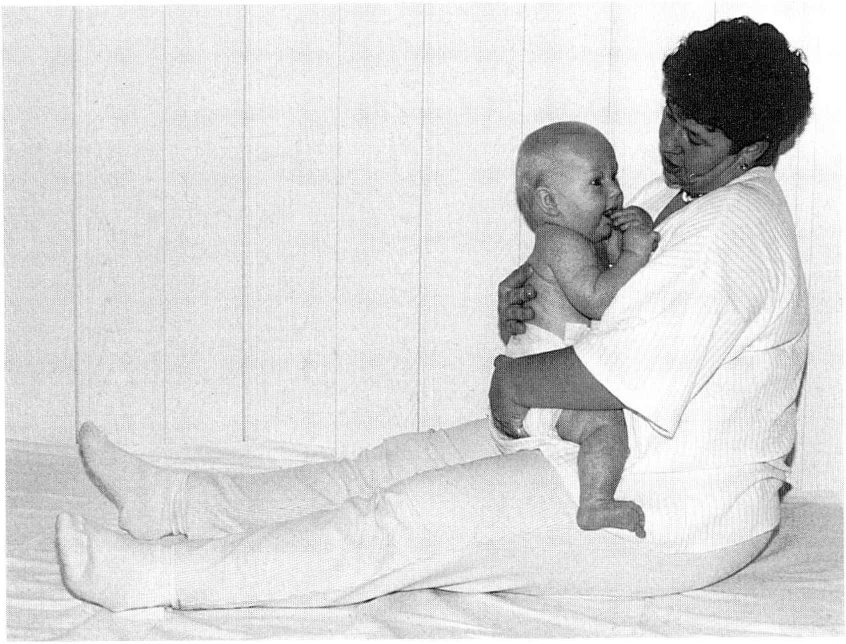

Abb. 38

- Die Stellung der Arme nach oben (in Elevation) betont die Streckung in der Wirbelsäule.
- Das Kind hat viel Körperkontakt und somit Sicherheit. Es ist eine vertraute, stabilisierende Ausgangsstellung. Es wirken Reize des Therapeuten (der Mutter) wie Atmung, Wärme, Herzschlag... auf das Kind. Dies kann eine stark beruhigende Wirkung haben (*Abb. 38*).

Nachteile

- Das Kind kann visuell wenig wahrnehmen. Es bekommt wenig Reize von der Umwelt und kann sich somit auch keine eigenständigen Reize holen.
- Es hat wenig Bewegungsmöglichkeiten.

Tragemöglichkeit 4

Physiologisches Alter Das Kind sollte aktiv sitzen können, denn für diese Position muß die Wirbelsäule aufgerichtet sein. Es benötigt Rumpfstabilität. Außerdem muß es über Rotationen von Schulter und Becken verfügen. Wenn dies nicht möglich ist, ist die Position nicht geeignet, denn das Kind würde »zusammensacken« und dann kompensatorisch den Kopf und den Nacken überstrecken. Dies führt wiederum zu einer erhöhten Muskelspannung im Nacken-Schulterbereich. Die Atmung und das Schlucken würden hierbei auch negativ beeinflußt.

Ausführung Das Kind sitzt auf dem Beckenkamm des Therapeuten. Beide Arme des Kindes zeigen nach vorne. Dies ist wichtig, denn sonst würde ein Arm nach hinten eingeklemmt werden, und somit wäre eine Drehung des Rumpfes nicht möglich (*Abb. 39*).
So ergibt sich eine Rotation zwischen Schulter und Becken. Die Schultern sind nach vorne gedreht. Das Becken ist durch den Sitz fixiert. Hierdurch ergibt sich eine Tonusregulierung.
Die Beine befinden sich in Hüftbeugung, Abduktion und Außenrotation; die Knie in Extension, und die Sprunggelenke sind frei beweglich. Dies ist eine hemmende Position.

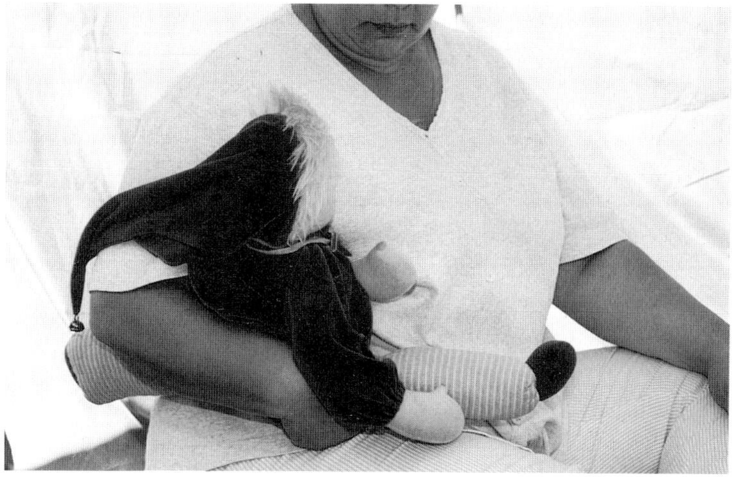

Abb. 39

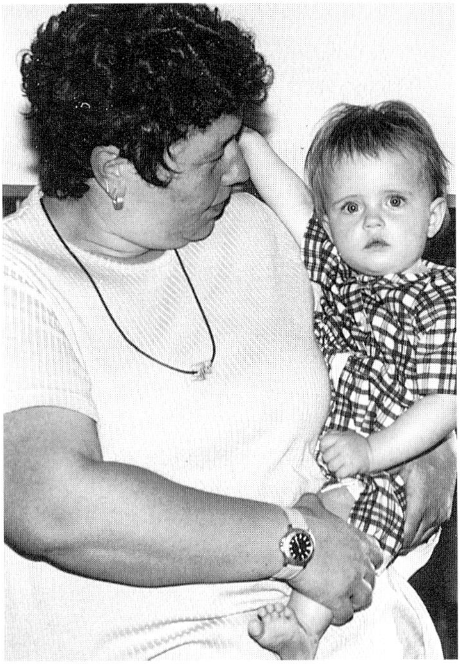

Abb. 40

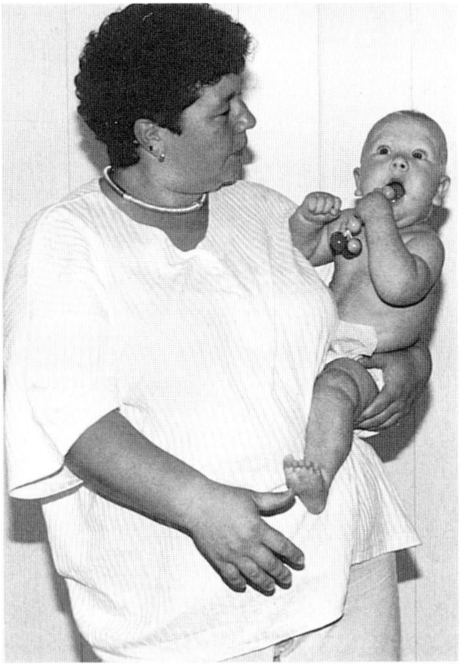

Abb. 41

Vorteile

- Eine hemmende Ausgangsstellung der Hüften durch Abduktion und Außenrotation.
- Es findet eine Rotation der Schulter gegen das Becken statt. Dies bewirkt eine Tonusregulation.
- Eine Rotation des Kopfes ist möglich. Das Kind kann den Kopf selbstständig drehen.
- Das Kind sieht in den Raum (*Abb. 40*).
- Es hat Hand/Hand-Kontakt.
- Es hat Hand/Mund-Kontakt (*Abb. 41*).
- Für den Therapeuten ist dies auch bei schwereren Kindern eine bequeme Tragemöglichkeit.

Hinweis

Es ist darauf zu achten, daß das Kind wechselseitig auf beiden Seiten zu tragen ist, damit keine »Lieblingsseite« durch einseitiges Tragen entsteht.

Tragemöglichkeit 5

Schlüsselpunkt Diese ist die Fortsetzung aus dem Aufheben aus der Bauchlage (*Abb. 42*).

Reaktion Das Kind zeigt eine altersbedingte Streckung der Wirbelsäule (*Abb. 43*). Im Alter von 3 Monaten hebt das Kind den Kopf. Mit 4 Monaten streckt sich die Brustwirbelsäule. So verläuft die Streckung mit zunehmendem Alter weiter nach kaudal in Richtung Hüftgelenke.

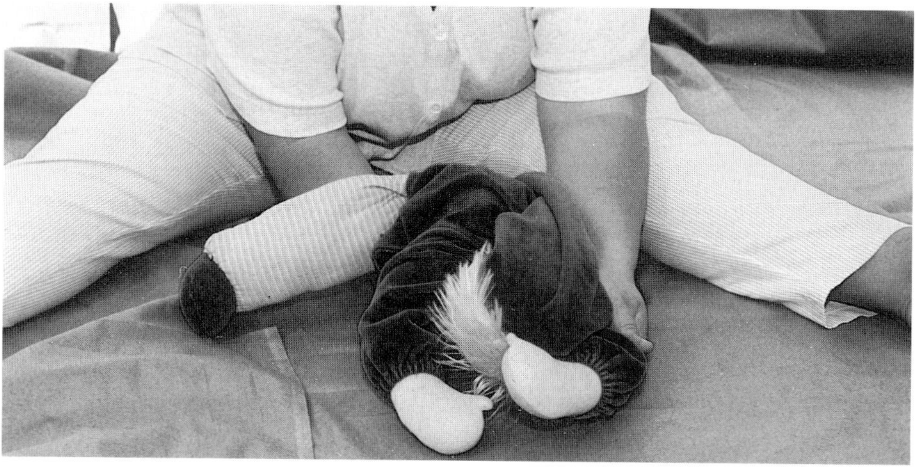

Abb. 42

Abb. 43

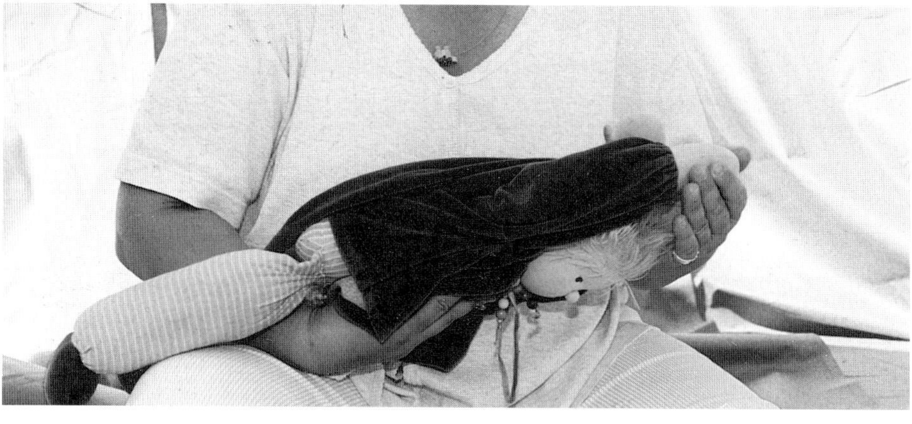

Vorteile

- Das Kind liegt mittig.
- Der Therapeut kann durch Rotation das Kind in die Seitlage bewegen, indem er die Hand, welche am Brustbein liegt, dreht. So wird die Tragemöglichkeit zu etwas Mobilem und ist nicht nur eine starre Position. Das Kind erhält dadurch vestibuläre Stimulationen.

Nachteile

- Das Kind guckt zu Boden (*Abb. 44*).
- Es hat keinen Blickkontakt in den Raum.

Hinweis

Die Tragepositionen sollten oft gewechselt werden. Jede Position gibt dem Kind andere Informationen über Bewegung und Bewegungsempfinden.
Es werden immer andere Reize gegeben und somit unterschiedliche Sinne angesprochen (*Abb. 45–47*).
Deshalb sollte das Kind von der Bauchlage in die Seitlage gedreht werden (*Abb. 48*). So sieht es in den Raum.

Abb. 44

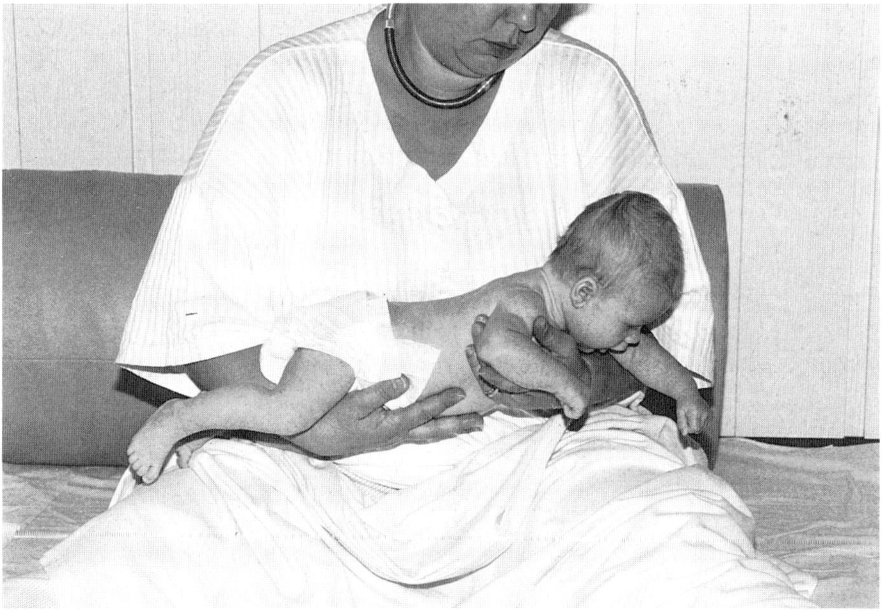

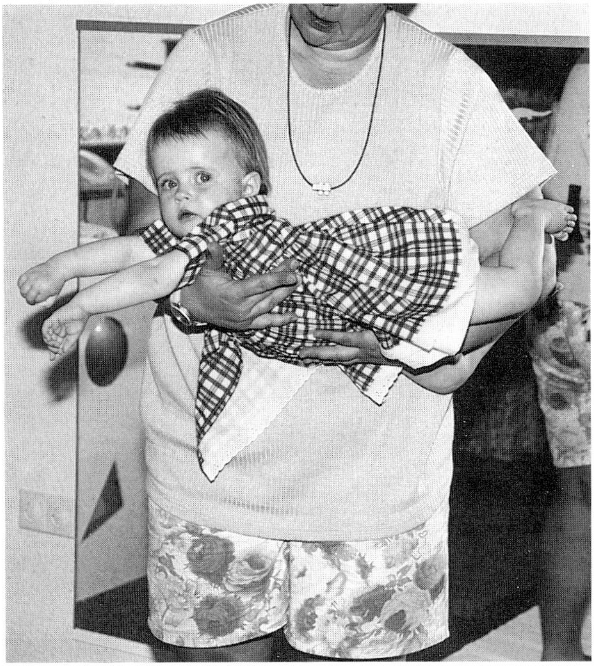

Abb. 45

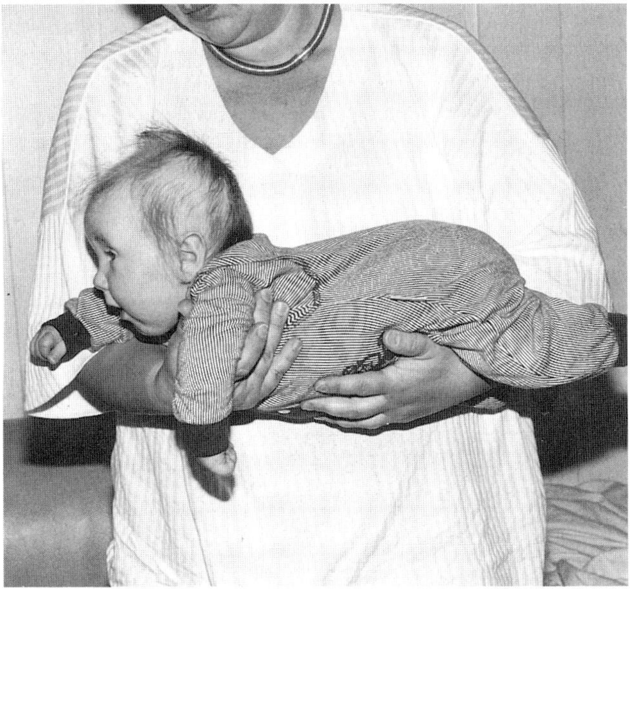

Abb. 46

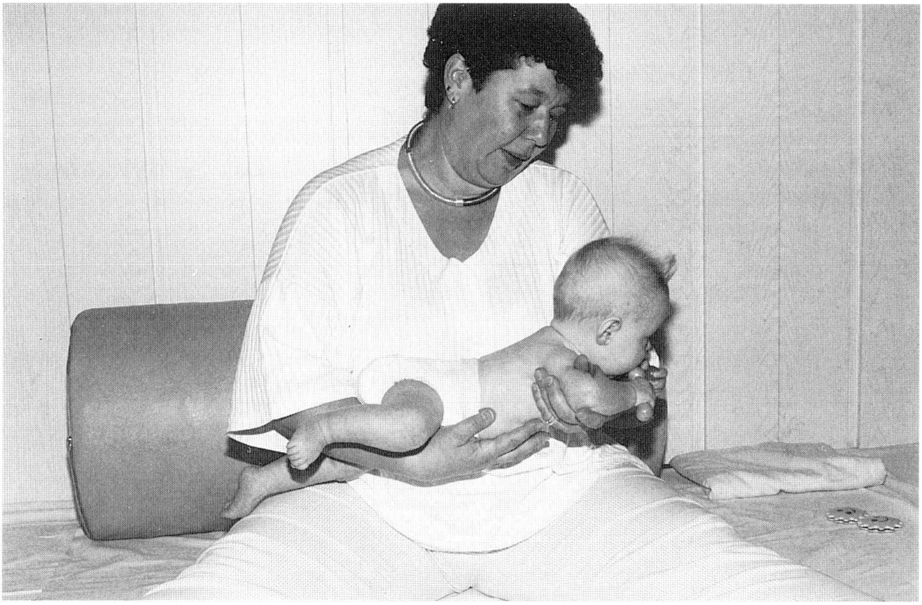

Abb. 47

Abb. 48

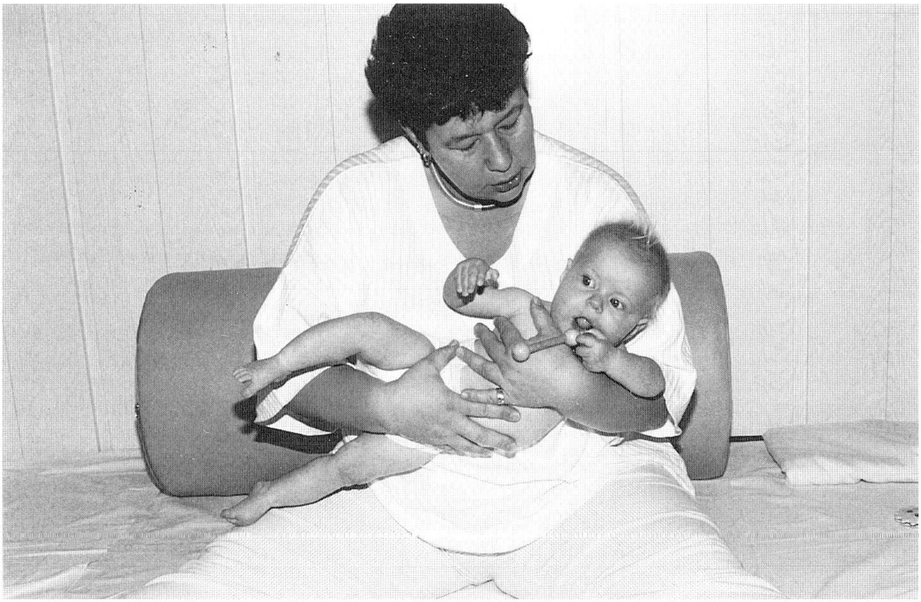

Füttern eines Säuglings

Physiologisches Alter Das Kind muß mit seiner Länge noch auf die Oberschenkel der Mutter bzw. des Therapeuten passen. Die Flasche bzw. der Löffel (4.–6. Monat) ist von vorne mittig zu geben. In der Praxis sind die Kinder oft schon zu groß, um sie so mit dem Löffel zu füttern.

Schlüsselpunkt Eine Therapeutenhand liegt auf dem Brustbein des Kindes, um ihm seine Mitte spürbar zu machen. Die andere Hand führt den Löffel bzw. hält die Flasche. Oft halten die Kinder die Flasche mit.

Ausführung Das Kind liegt mittig auf den angestellten Oberschenkeln des Therapeuten (*Abb. 49*).

Vorteile

- Das Kind hat so Blickkontakt zum Therapeuten bzw. zur Mutter und zu der Nahrung (*Abb. 50*).
- Die Nahrung kommt von vorne und von der Mitte.
- Das Kind liegt in dieser Position mit entlordosierter Halswirbelsäule (evtl. kann man noch ein kleines Handtuch oder Kissen unter den Kopf des Kindes legen, um eine opisthotonische Haltung zu vermeiden) (*Abb. 51, 52*).
- Die Nasenatmung wird verbessert.
- Das Kind hat Körperkontakt.
- Das Essen wird variantenreich durchgeführt. Man kann z.B. dabei Gewichtsverlagerung, Stimulation, etc. durchführen. So wird dies ein aktiver Vorgang, indem das Kind mit dem Therapeuten oder der Mutter im Dialog steht (*Abb. 53, 54*).

Nachteile

- Es ist oft ein größerer Zeitaufwand.
- Der Therapeut bzw. die Eltern sind oft bekleckert (Laken auf die Oberschenkel legen).

Abb. 49

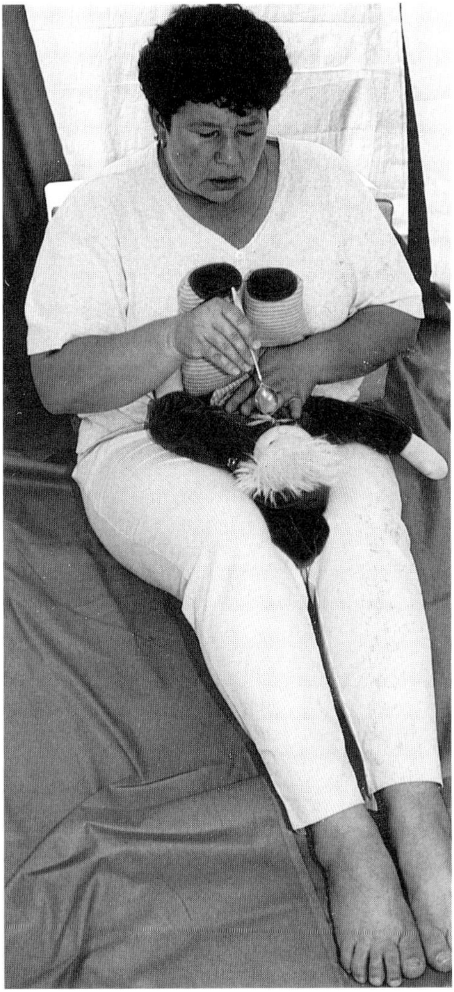

Abb. 50

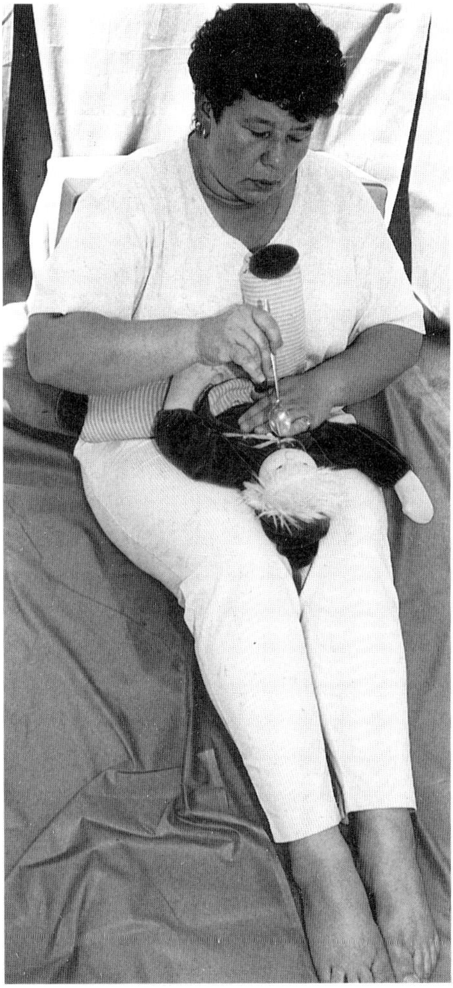

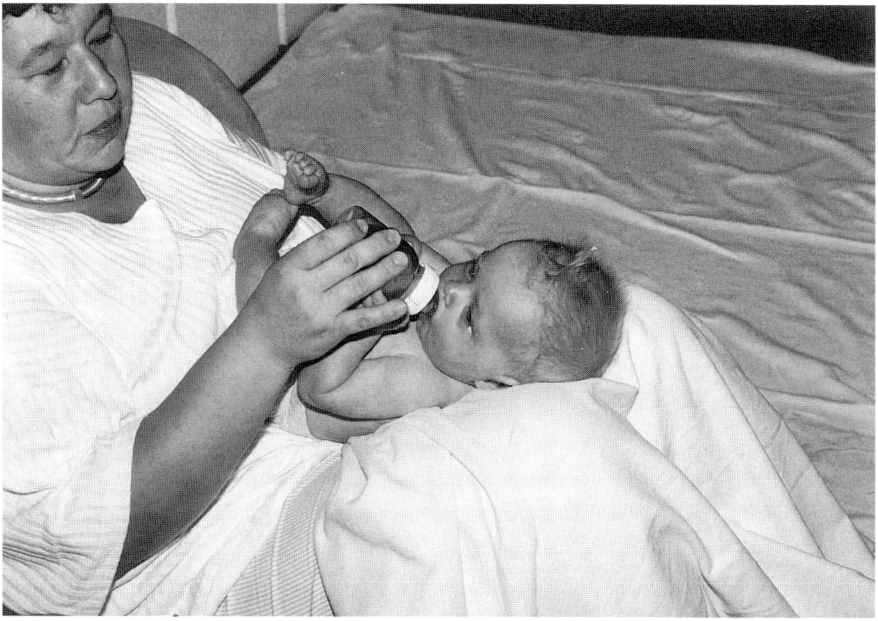

Abb. 51

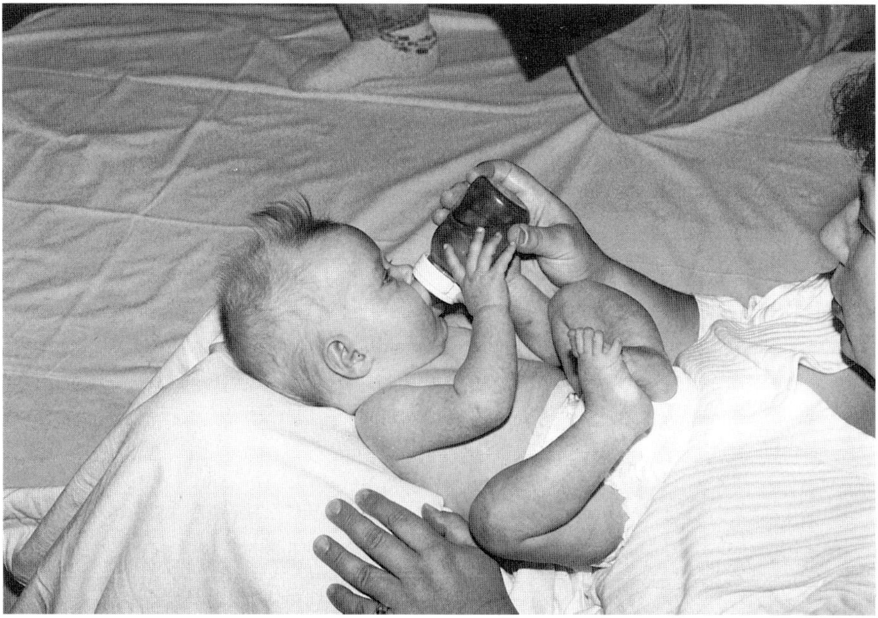

Abb. 52

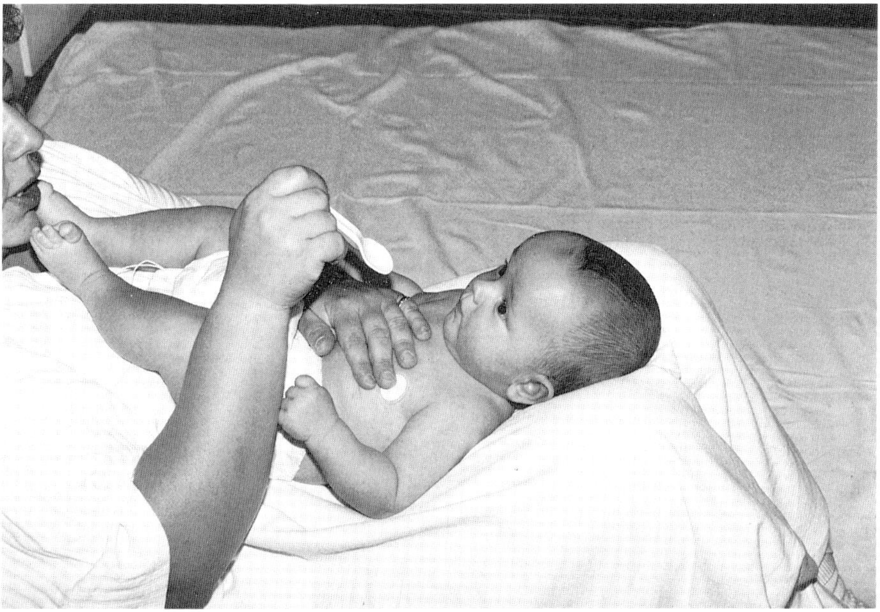
Abb. 53

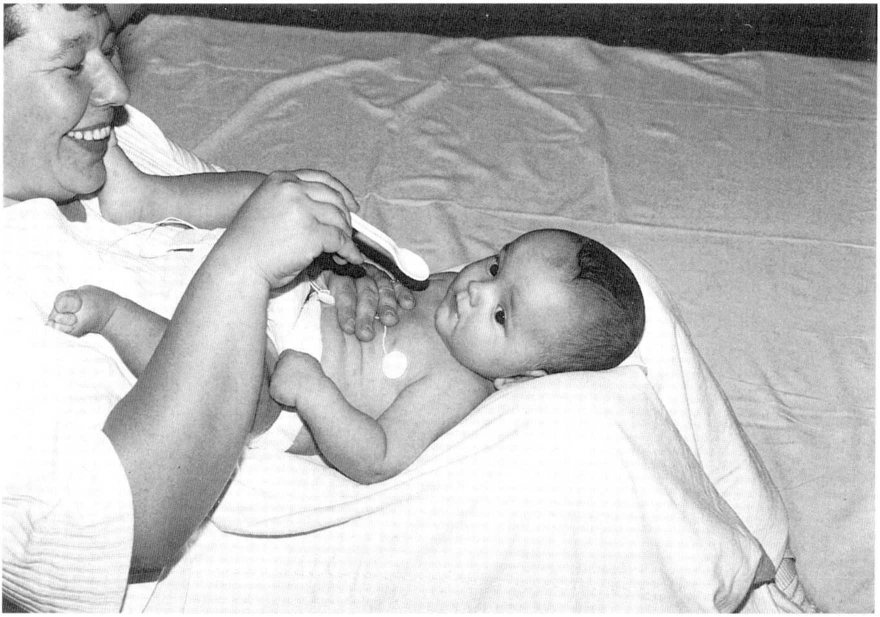
Abb. 54

Ausziehen eines Säuglings

Physiologisches Alter Solange das Kind auf die angestellten Oberschenkel des Therapeuten paßt, sollte man diese Möglichkeit des Ausziehens wählen. Wenn die Kinder größer sind, kann das Handling auf dem Boden ausgeführt werden.

Zu beachten Bei älteren Kindern wählt man eine andere Technik.

Schlüsselpunkt Eine Hand des Therapeuten liegt auf dem Brustbein. Dies ist die »passive« Hand. Die andere Hand zieht das Kind aus. Dies ist die »aktive« Hand.

Ausführung Ausziehen und Anziehen sollen aktive Vorgänge sein. Es sollte viele Bewegungskomponenten und Variationen beinhalten. Das Kind wird von der Rückenlage in die Seitlage von unterschiedlichen Schlüsselpunkten aus gebracht. Die Reaktion des Kindes bleibt abzuwarten. Wenn sie nicht altersgerecht erfolgt, geht der Thera-

Abb. 55

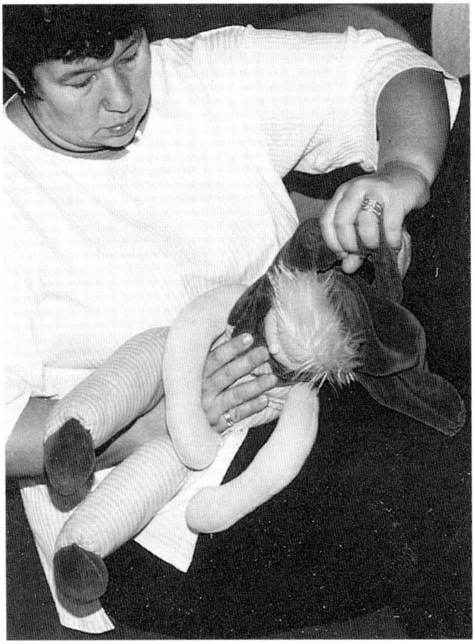

Abb. 56

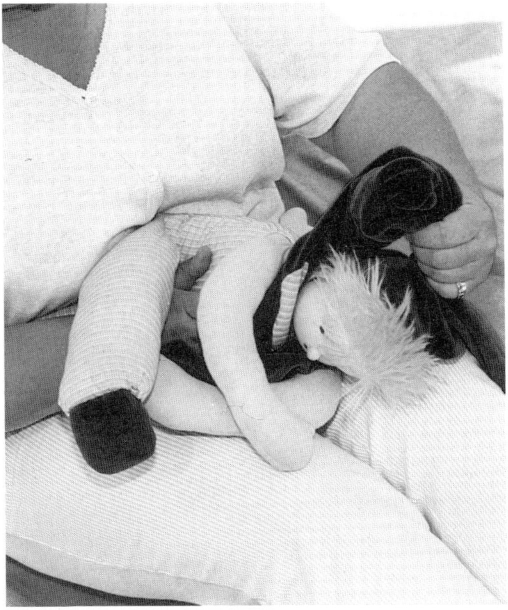

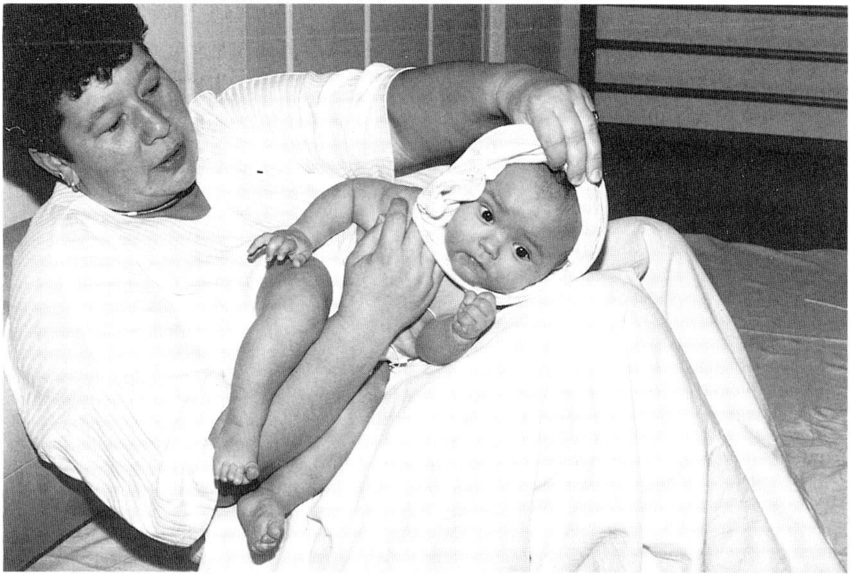

Abb. 57

peut zurück an den Anfang und führt die Bewegung solange aus, bis das Kind diese annehmen kann.
Die Ärmel und die Hosenbeine sind einzeln an der obenliegenden Seite in der Seitlage auszuziehen. Das heißt, daß immer wieder von der Rückenlage in die Seitlage gedreht wird. Es wird häufig wiederholt.
Der Pullover wird von hinten nach vorne aus- und angezogen, um eine opisthotonische Haltung zu vermeiden (*Abb. 55, 57*).

Reaktion

Es ist wichtig, daß die Bewegungen langsam durchgeführt werden, denn sonst kann sich das Kind nicht einstellen, und es würde keine Bahnung erfolgen.

Vorteile

- Das Kind macht so viele Körpererfahrungen (*Abb. 56*).
- Es bekommt Stimulationen (Tiefensensibilität, vestibuläre Reize, taktile Reize, etc.).
- Die Auflageflächen werden verändert. Die Seiten wechseln zwischen aktiv-mobil und passiv-stabil.
- Das Kind wird in den aktiven Vorgang mit einbezogen.

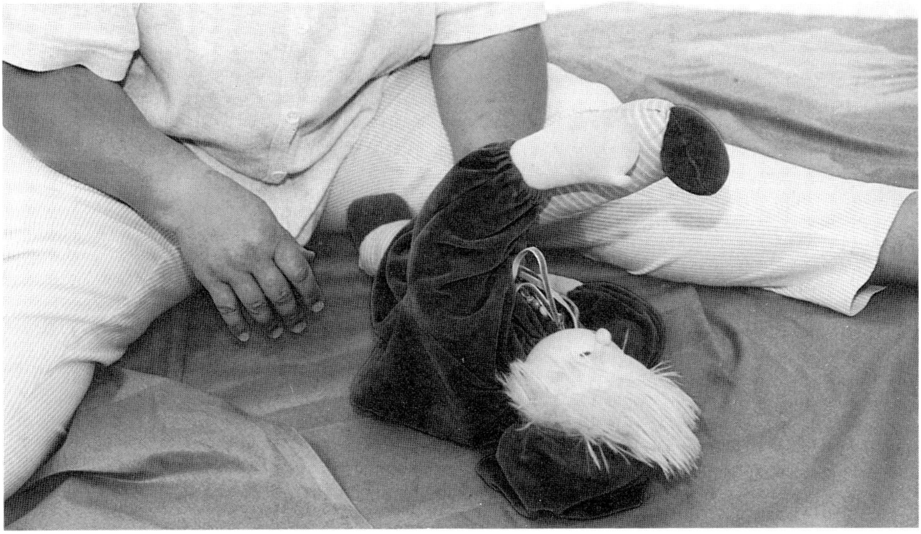

Abb. 58

Abb. 59

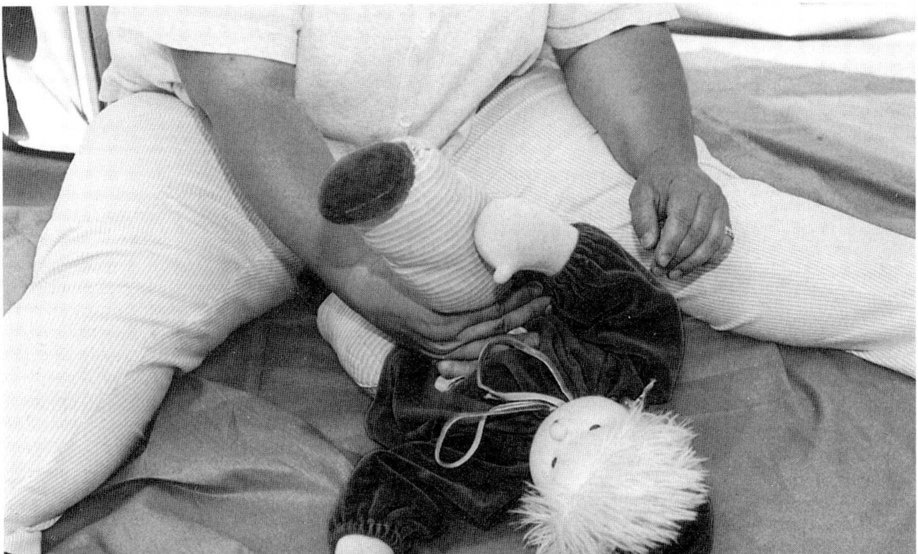

Windeln wechseln

Schlüsselpunkt

Das Kind liegt in Rückenlage auf dem Boden. Die rechte Therapeutenhand greift an die rechte Hüfte des Kindes.

Ausführung

Die Windel wird geöffnet und aufgeklappt. Der Therapeut greift den oben genannten Schlüsselpunkt und hebt die Hüfte in Flexion mit einer Rotationkomponente (zur diagonalen Schulter). Der Therapeut zieht die Windel mit seiner freien Hand weg, greift über Kreuz und führt die gleiche Bewegung mit der anderen Seite durch. Dann erst läßt er die zuerst gegriffene Seite los.

Reaktion

Bei der Gewichtsverlagerung und der Rotation erhöht sich der Druck auf der stabilen Seite. Der Körperschwerpunkt wandert nach oben, und das Kind spürt seine Auflagefläche an den Schulterblättern und auf dem Hinterhaupt (*Abb. 58, 59*).

Vorteile

- Die Beine befinden sich in einer hemmenden Position.
- Zusätzlich haben die Rotationen auch eine hemmende Wirkung.
- Durch häufige Gewichtsverlagerung wird die Auflagefläche verändert. Das Kind spürt im oberen Rumpf unterschiedliche Belastung (*Abb. 60*).
- Tiefensensibilität wird durch Lageveränderung angeregt.

Abb. 60

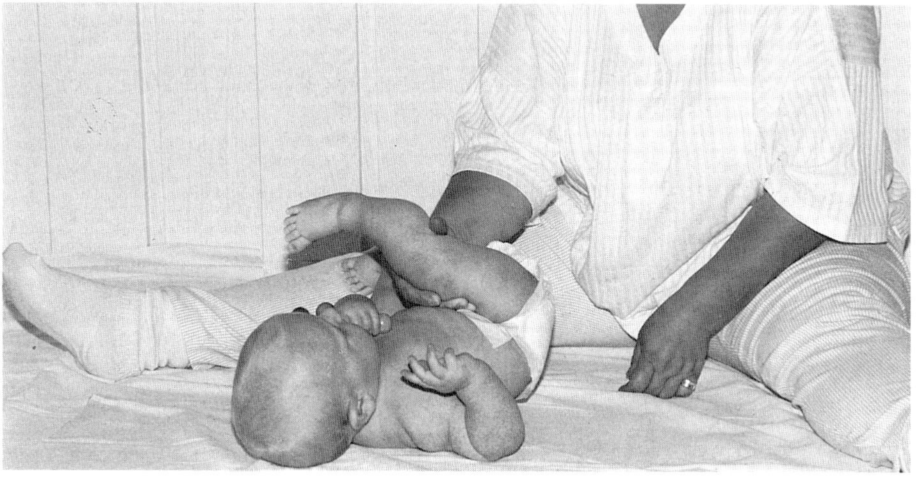

Baden in Seitlage

Schlüsselpunkt Der Therapeut greift regulierend zwischen den Beinen bis an das Sternum (*Abb. 61*).

Ausführung Das Kind wird aus der Bauchlage aufgehoben und dann bis zur Seitlage gedreht. Die obenliegende Seite des Kindes wird gewaschen. Das Kind wechselt am Körper des Therapeuten seine Position zu der anderen Seite. Dann wird diese obenliegende Seite gewaschen.

Reaktion Das Kind sollte eine altersgerechte Kopf und Rumpfeinstellung zeigen (*Abb. 62*).

Vorteile
- Es ist eine hemmende Position (*Abb. 63*).
- Durch den Körperkontakt wird viel Sicherheit vermittelt.
- Die Seitlage wirkt tonusregulierend (*Abb. 64*).

Nachteil
- Der Therapeut bzw. die Eltern werden mit naß, was häufig ohnehin passieren würde.

Abb. 61

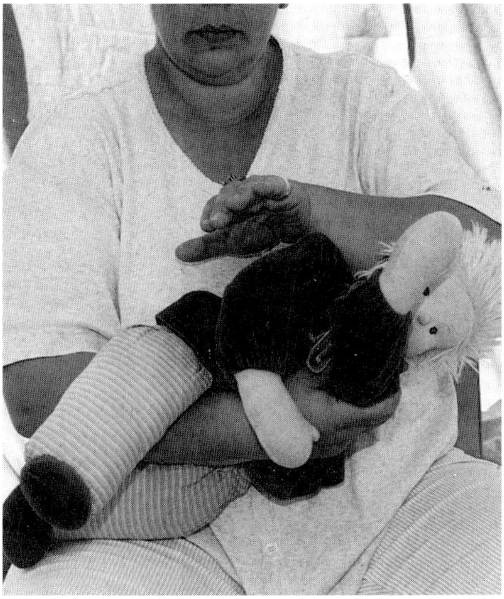

Abb. 62

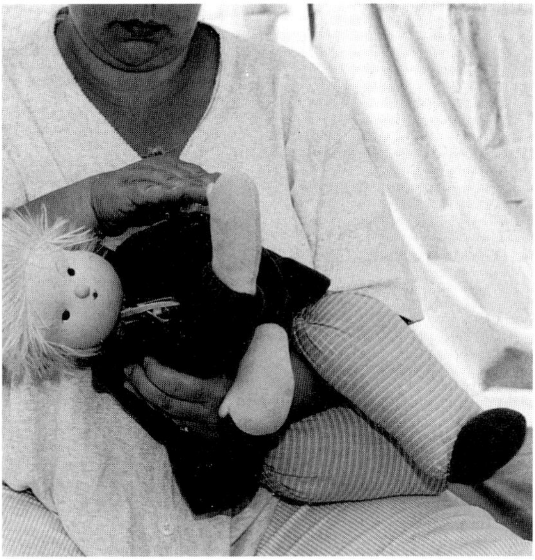

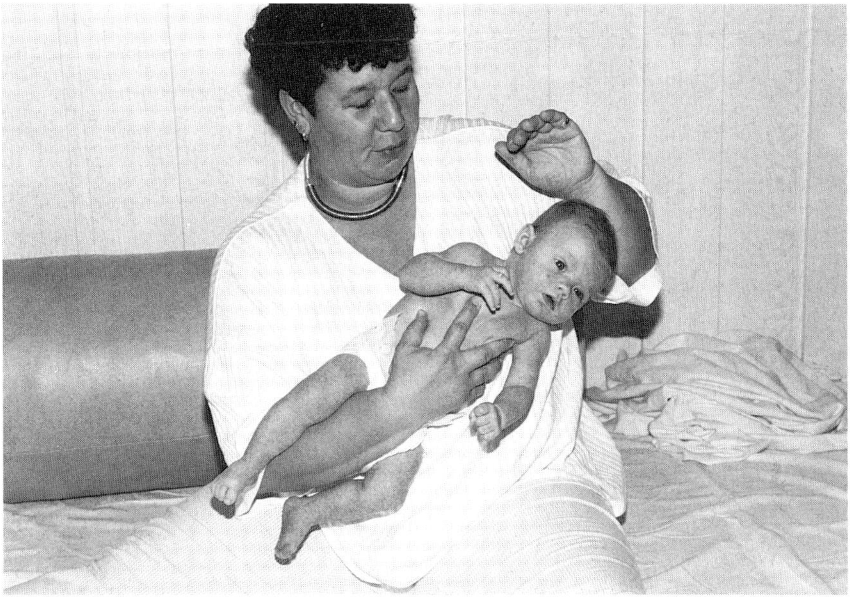

Abb. 63

Abb. 64

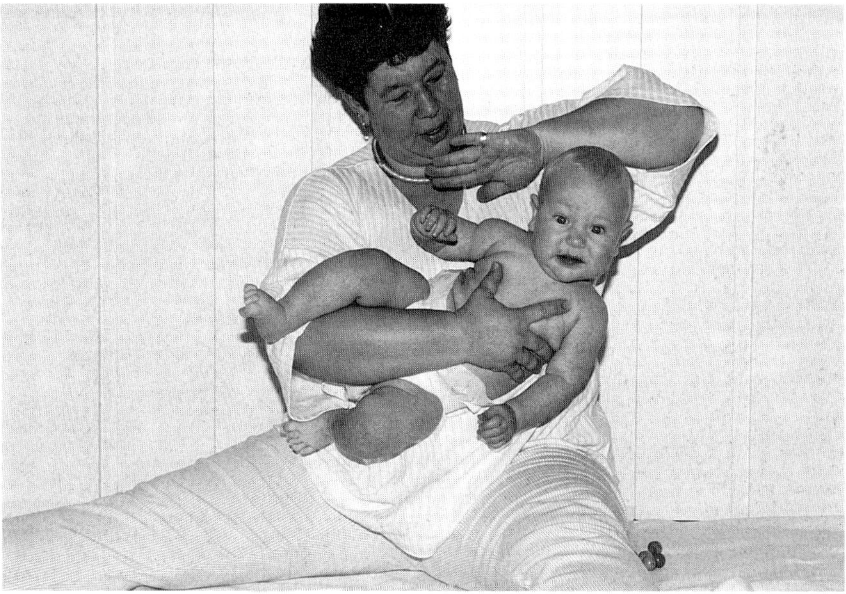

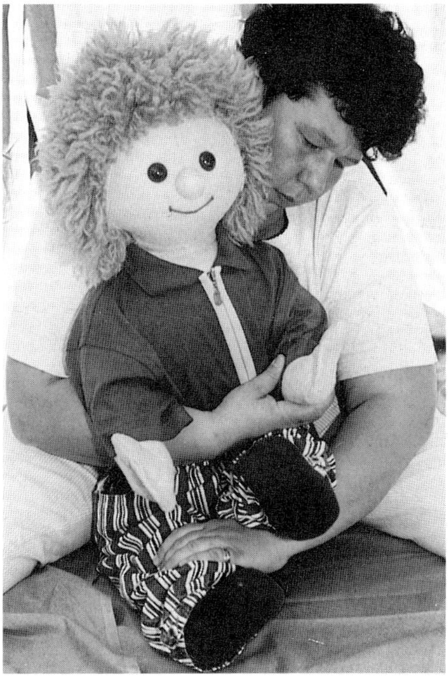

Abb. 65

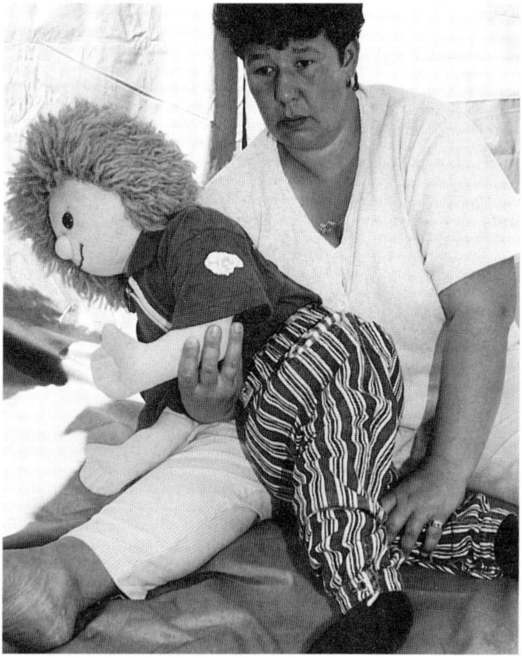

Abb. 66

Ausziehen eines Kindes

Physiologisches Alter Das Kind sollte aktiv sitzen können (*Abb. 68*).

Schlüsselpunkt Der Therapeut greift die Hüfte oder das Knie des Kindes, indem er unter ein Bein des Kindes durchfaßt. Die stabile Seite wird so festgelegt. Die andere Therapeutenhand greift quer über den Thorax (Brustkorb) an den Ellbogen oder an die Schulter. Dies ist die mobile Seite bzw. die aktive Therapeutenhand (*Abb. 65*).

Ausführung Der Therapeut sitzt im Grätschsitz, und das Kind sitzt in der Mitte mit dem Rücken zum Therapeuten. Bei Bedarf kann sich das Kind bei dem Therapeuten anlehnen.

Das Kind wird über einen Oberschenkel des Therapeuten gedreht (*Abb. 66–67*). So kommt das Kind in den Vierfüßlerstand (VFS) und

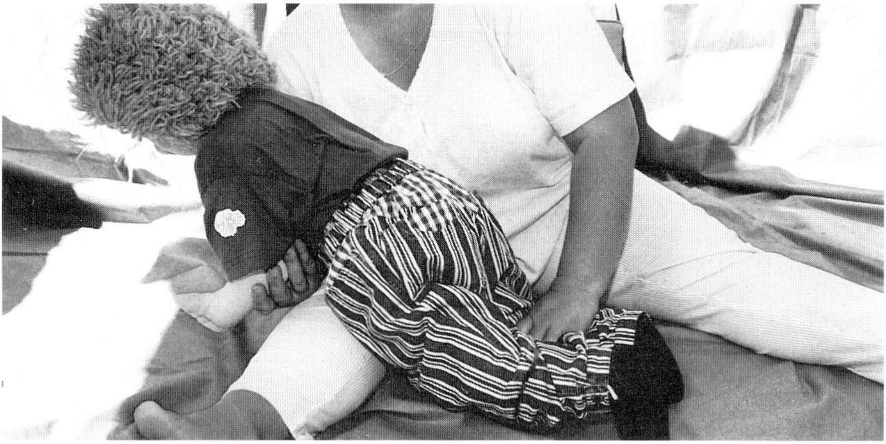

Abb. 67

Abb. 68

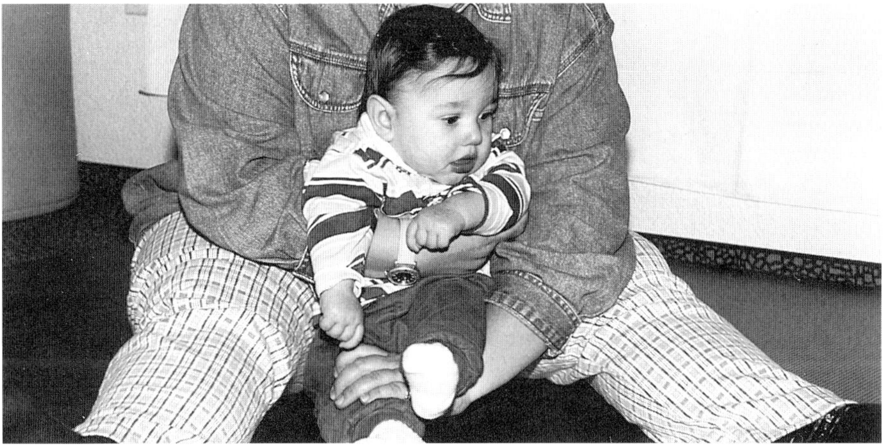

kann sich so mit den Händen abstützen. Es besteht die Möglichkeit dem Kind Spielzeug anzubieten, so daß es bei Lage seines Rumpfes auf dem Oberschenkel des Therapeuten mit seinen Händen spielen könnte. Dies beinhaltet, daß es nicht aktiv stützt.
Dann wird jedes Hosenbein einzeln ausgezogen.
Die Seiten sollten während des Ausziehens mehrmals gewechselt werden. Durch die Rotationen bekommt das Kind eine Vorstellung von aktiver Bewegung (*Abb. 68*).

Rückweg Das körpernahe Knie oder die körpernahe Hüfte werden durch eine Therapeutenhand fixiert. Damit wird die stabile Seite festgelegt. Die andere Therapeutenhand greift quer über den Thorax an den Ellbogen oder an die Schulter. Dies wird die mobile Seite. Das Kind wird dann so über die Rotation in den Sitz gebracht. Es sollte dabei nicht hochgehoben werden, da dies eine andere Information birgt.

Vorteile

- Der Therapeut und das Kind haben variablen Körperkontakt.
- Vor beiden befindet sich ein Spiegel. Außerdem ist der Spiegel eine gute Kontrolle für den Therapeuten.
- Es werden viele Gewichtsverlagerungen beim Aus- bzw. Anziehen durchgeführt. Das ist tonusregulierend.
- Das Ausziehen wird etwas Aktives, denn das Kind soll die Bewegung übernehmen.
- Durch die Mitarbeit des Kindes wird das Körperschema geschult. Es spürt seine Körpermitte, und wie diese verlagert werden kann. Außerdem erfährt es eine Rechts-Linkskoordination. Durch das Anfassen an den einzelnen Schlüsselpunkten wird seine Sensibilität geschult.

Behandlung auf dem Schoß 8

Kontaktaufnahme

Ausgangsstellung

Der Therapeut sitzt stabil angelehnt, z. B. mit dem Rücken gegen einen Pezziball oder eine Bobath-Rolle auf dem Boden. Die Beine sind angestellt. Die Knie berühren sich. Auf den Oberschenkeln liegt ein Laken.

Schlüsselpunkt

Beide Therapeutenhände liegen vorne in der Rumpfmitte des Kindes (*Abb. 69*).

Ausführung

- Der Therapeut hat beide Beine angestellt (*Abb. 70*).
- Das Kind liegt mittig auf den Oberschenkeln des Therapeuten.
- Das Kind und der Therapeut haben Blickkontakt (*Abb. 71*).
- Sie sind im Dialog.
- Der Therapeut gibt Druck vom Brustbein aus nach dorsal. Damit macht er dem Kind seine Auflagefläche bewußt.
- Die Richtung des Druckes kann variiert werden (z. B. nach dorsal/kaudal).
- Der Druck kann mit der Atmung kombiniert werden.
- Der Druck sollte mit der Sprache kombiniert werden (z. B. Hal-lo).
- Der Druck kann mit Vibrationen kombiniert werden.

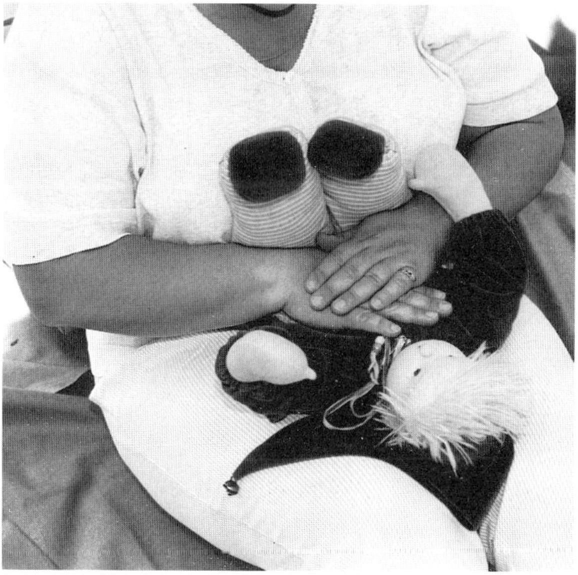

Abb. 69

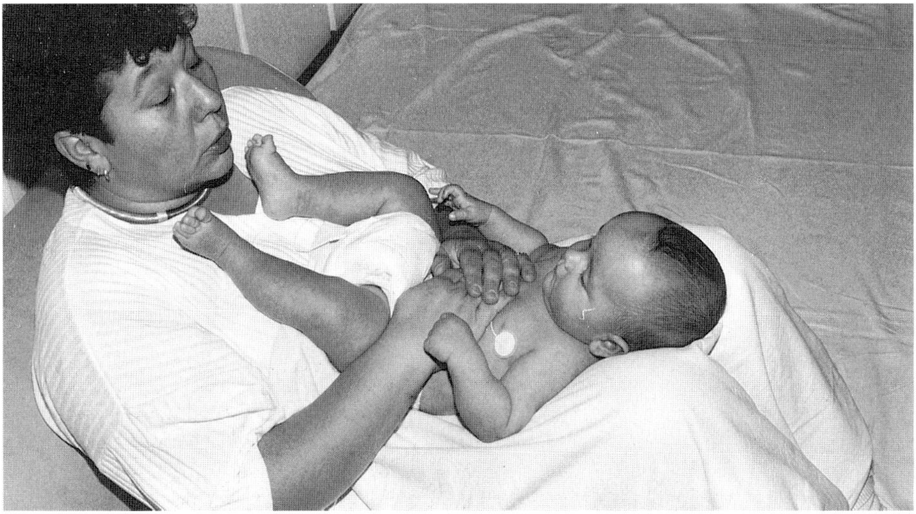

Abb. 70

Abb. 71

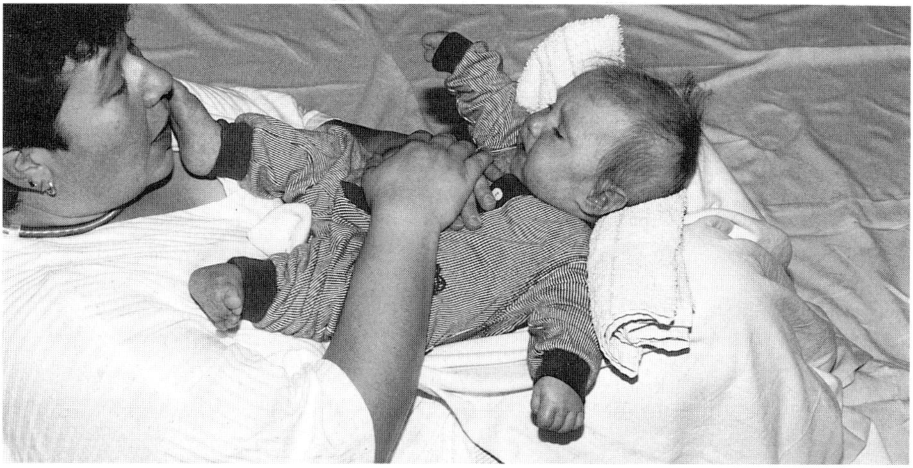

Reaktion Der Therapeut muß die Reaktion des Kindes abwarten, denn Reize müssen erst verarbeitet werden. Das bedeutet, es wird ein Reiz gesetzt, losgelassen, und dann antwortet das Kind. Die Antwort des Kindes kann unterschiedlich aussehen. Es kann lächeln oder lau-

tieren oder ausatmen oder schreien... . Dann ist der Therapeut mit dem Kind im Dialog.
Es sollten auch viele Wiederholungen angeboten werden. Die Wiederholungen sollten Variationen haben.

Kontaktaufnahme und Gewichtsverlagerung nach rechts und links / 1

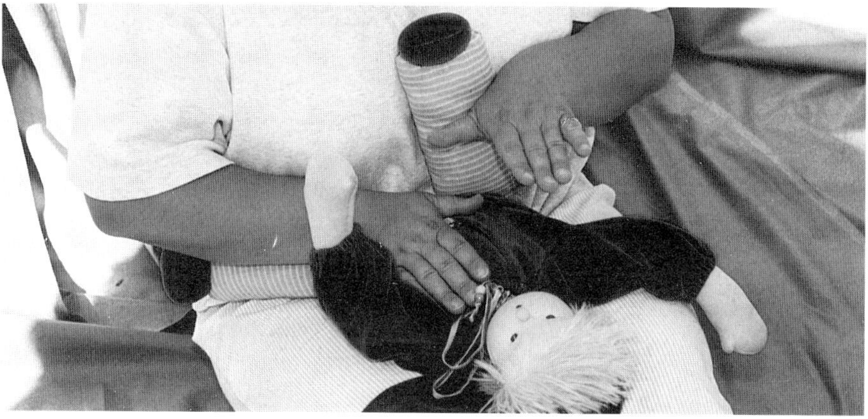

Abb. 72

Abb. 73

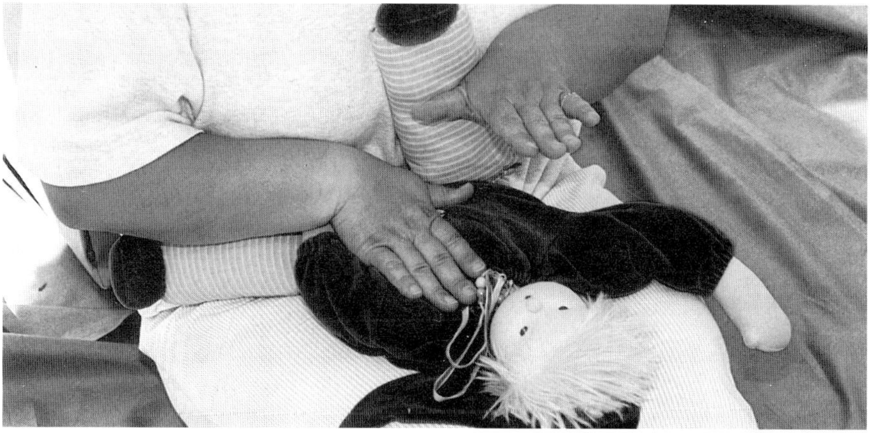

Ausgangsstellung Der Therapeut sitzt stabil angelehnt auf dem Boden (*Abb. 72, 73*). Die Beine sind angestellt. Die Knie berühren sich. Auf den Oberschenkeln liegt ein Laken.

Schlüsselpunkt Eine Therapeutenhand liegt auf dem Rumpf des Kindes, die andere Hand bietet eventuell Spielzeug an.

Ausführung Es wird eine Gewichtsverlagerung durchgeführt. Das geschieht, indem der Therapeut sein eigenes Körpergewicht zur Seite verlagert, evtl. kann er sein Bein leicht anheben. Der Therapeut gibt Druck auf die stabile Seite. Er führt dies durch seine aufliegende flächige Hand am Rumpf durch. Somit wird dem Kind seine Auflagefläche bewußt gemacht. Die Reaktion wird abgewartet.
Wenn die Reaktion erfolgt ist, geht man zur Mitte zurück. Dieses wird mehrmals wiederholt, bis das Kind die Bewegung für sich übernehmen kann. Anschließend führt man von der Mitte die gleiche Bewegung zu der anderen Seite durch.
Eine Steigerung wäre, den ganzen Weg von rechts über die Mitte nach links und umgekehrt durchzuführen. Das muß langsam und mit Pausen geschehen, denn das Kind muß die Bewegung für sich übernehmen können (*Abb. 74–81*).

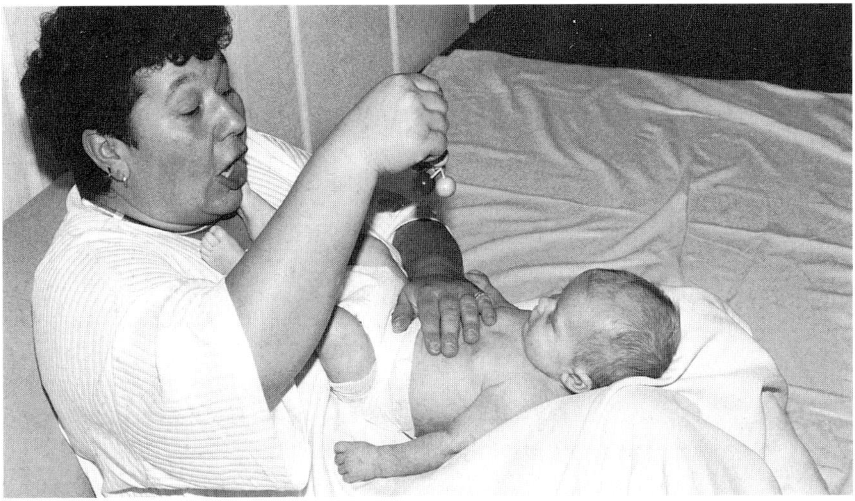

Abb. 74

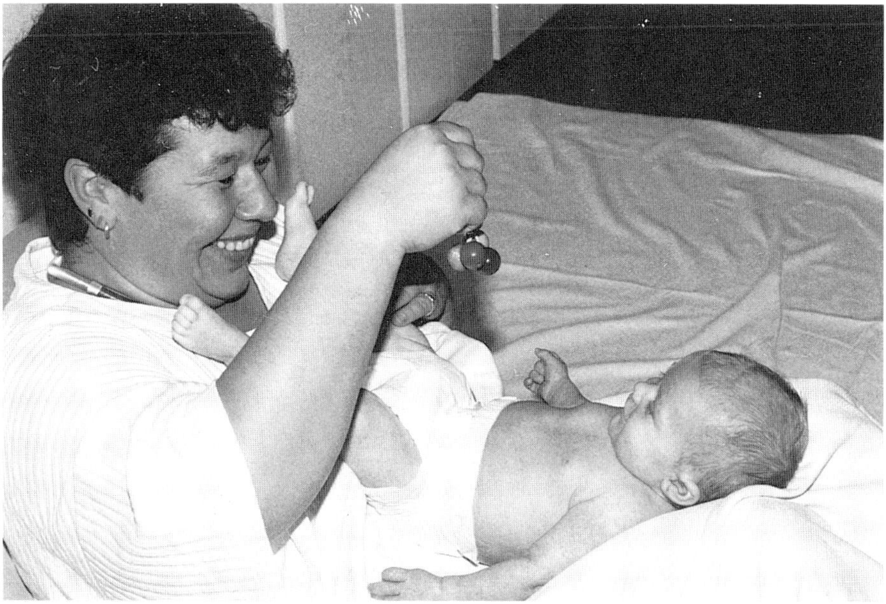

Abb. 75

Abb. 76

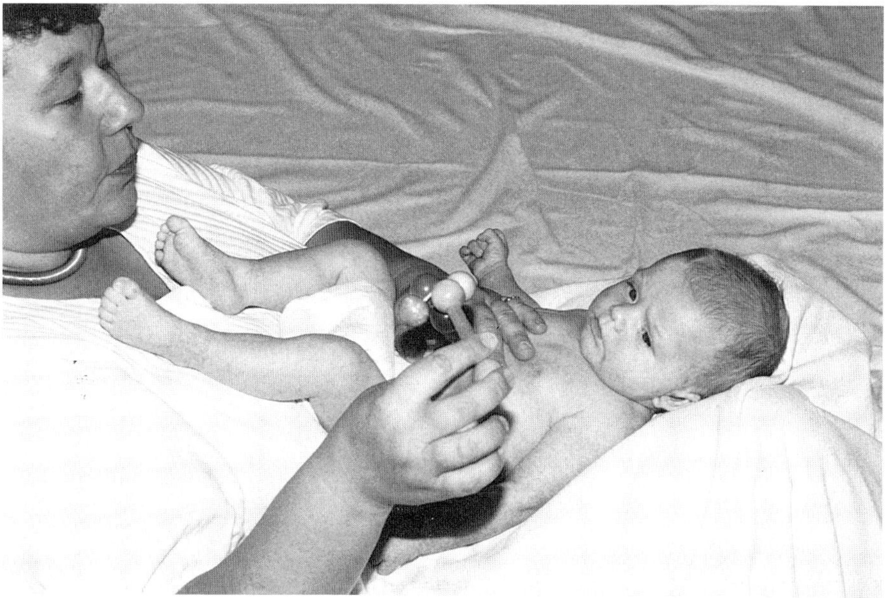

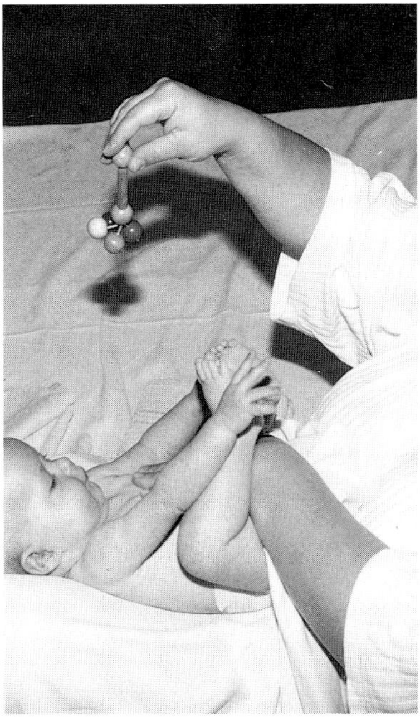

Abb. 77

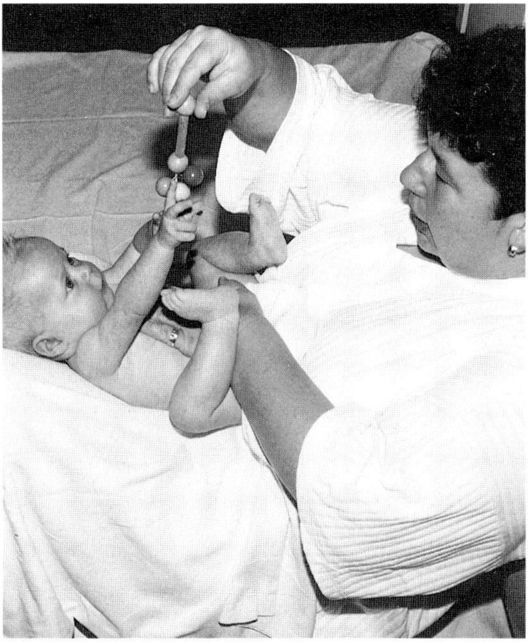

Abb. 78

Abb. 79

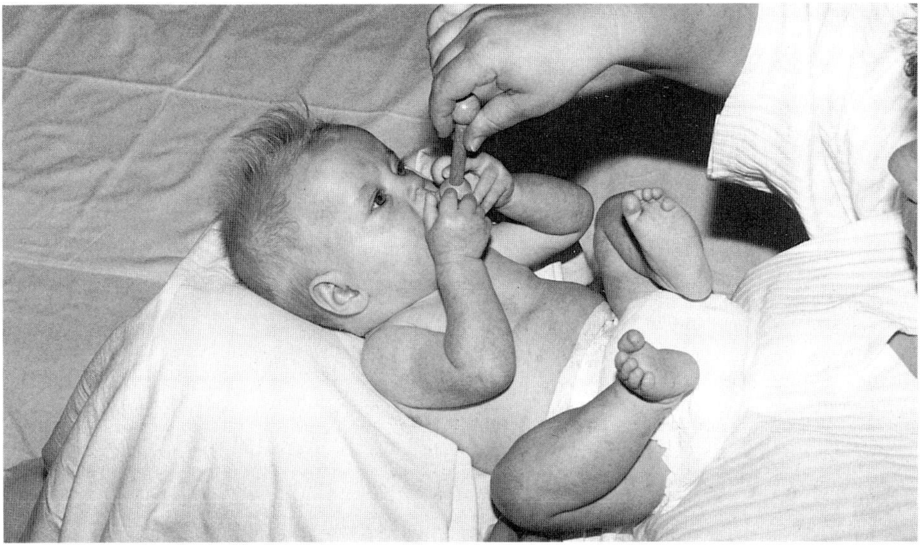

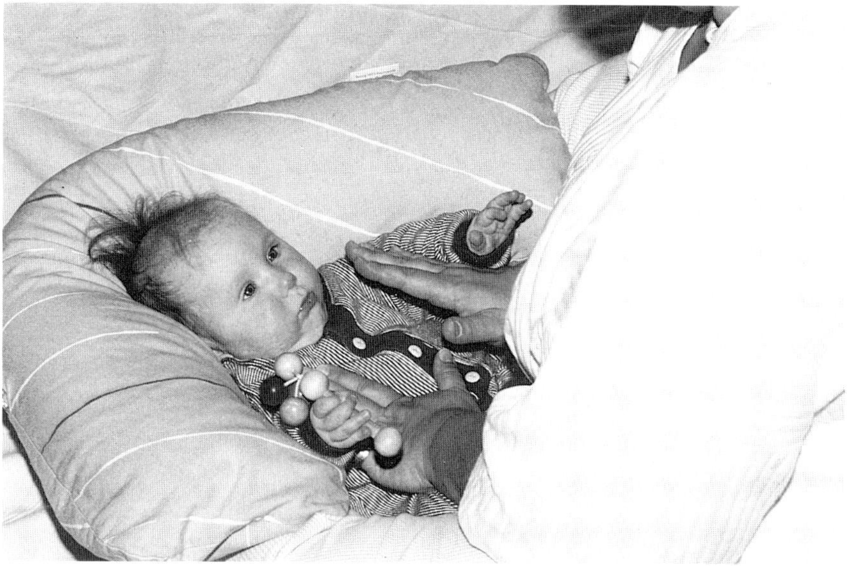

Abb. 80

Abb. 81

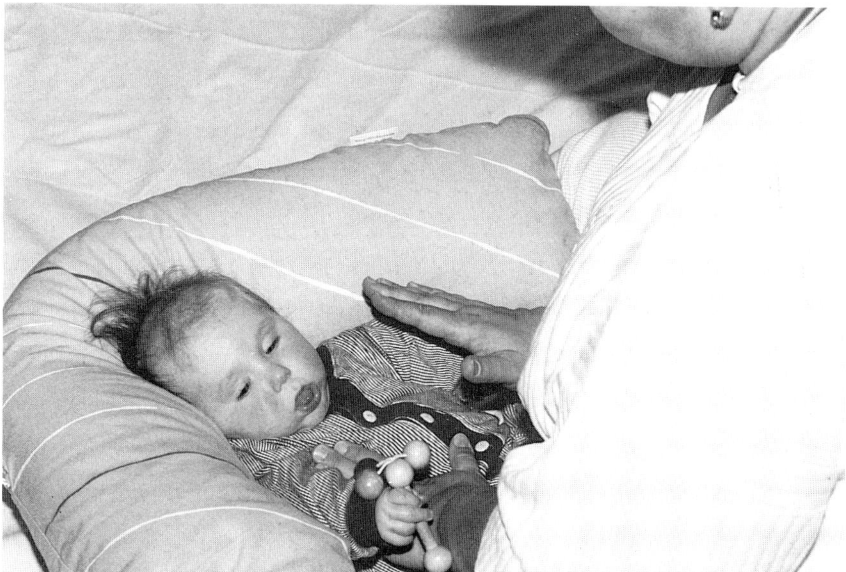

Kontaktaufnahme und Gewichtsverlagerung nach rechts und links / 2

Ausgangsstellung Der Therapeut sitzt stabil angelehnt auf dem Boden. Die Beine sind angestellt. Die Knie berühren sich. Die Füße befinden sich in Dorsalextension. Die Fersen stemmen in den Boden. Auf den Oberschenkeln liegt ein Laken.

Schlüsselpunkt Beide Therapeutenhände liegen am Rumpf des Kindes (*Abb. 82–85*).

Ausführung Der Therapeut führt eine Gewichtsverlagerung nach rechts und links und umgekehrt durch, indem er abwechselnd ein Knie anhebt. Der Therapeut gibt an der stabilisierenden Seite Druck nach dorsal. Man geht den ganzen Weg über die Mitte. Dabei sollte auf den Blickkontakt des Kindes zum Therapeuten geachtet werden. Kind und Therapeut sind im Dialog. Die Ausführung ist langsam und muß vom Kind übernommen werden können.

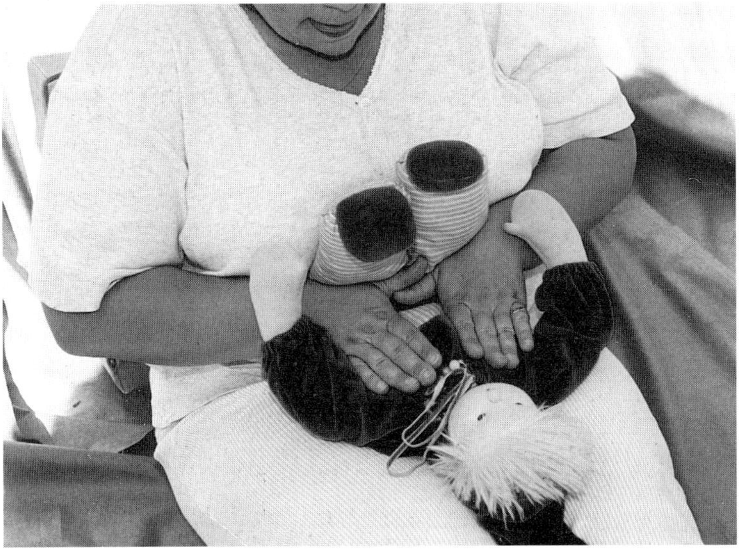

Abb. 82

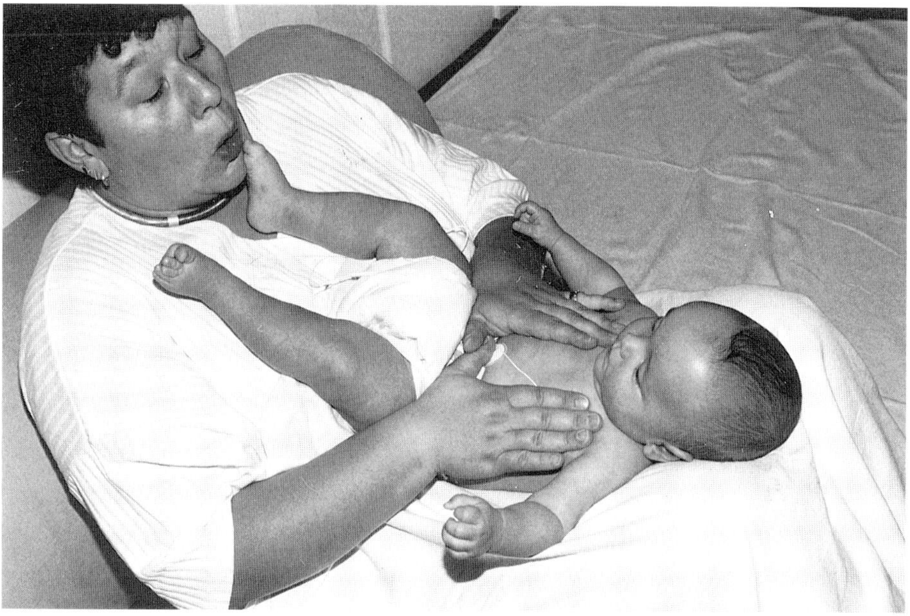

Abb. 83

Abb. 84

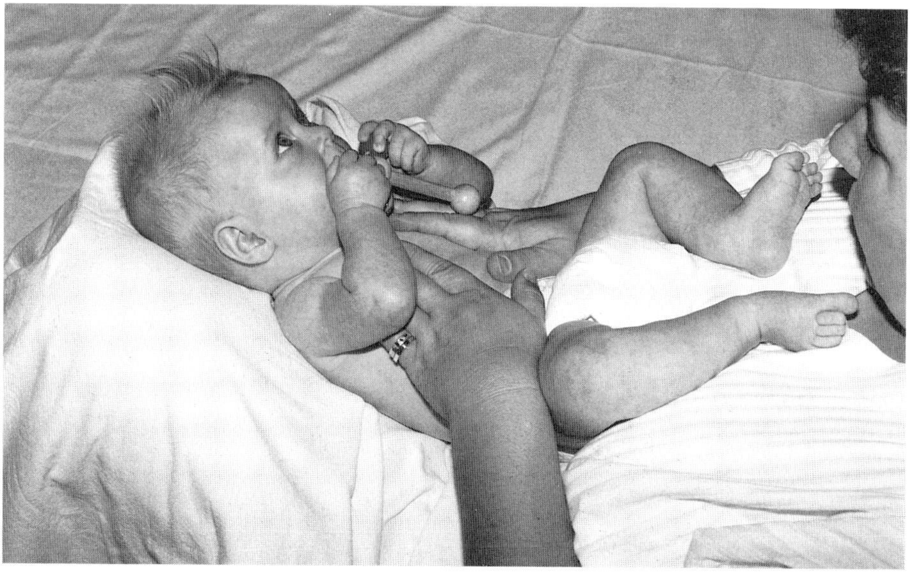

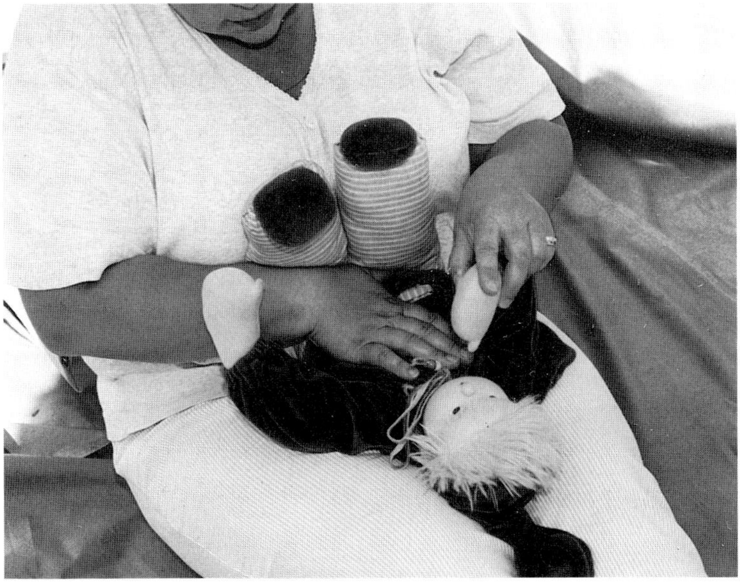

Abb. 85

Erarbeiten von Hand-Mund-Kontakt

Ausgangsstellung Der Therapeut sitzt stabil angelehnt auf dem Boden. Die Beine sind angestellt. Die Knie berühren sich. Auf den Oberschenkeln liegt ein Laken.

Das Kind kann auch im aufgebrochenem Muster liegen, d. h., daß ein Bein des Kindes in Hüftbeugung und Kniestreckung an dem Oberkörper des Therapeuten anliegt. Das andere Bein befindet sich in Hüftbeugung, Abduktion und Außenrotation. Das Knie ist gestreckt.

Physiologisches Alter Physiologisch ist der Hand-Mund-Kontakt ab dem 2. – 3. Monat zu bahnen.

Ausführung Der Therapeut bringt seine Hand zum Mund des Kindes. Das Kind reagiert, indem es die Hand in den Mund nimmt und saugt (*Abb. 86*).

Diese Ausführung muß variabel gestaltet werden. Der Therapeut kann den Handrücken, die Handinnenfläche oder einzelne Finger anbieten. Er kann auch Stimulation durch Druck am Mund erzeugen. So wird Sensibilität am Mund gebahnt. Auch Vibrationen oder Streichungen über den Mund geben Informationen.

Der Therapeut sollte seine Sprache mit einsetzen, um so auch die Konzentration und den Blickkontakt des Kindes anzusprechen. Natürlich ist es auch möglich, daß der Therapeut entweder seine eigene Hand oder ein Spielzeug anbietet (*Abb. 87, 88*).

Jedes Angebot sollte mehrmals wiederholt werden.

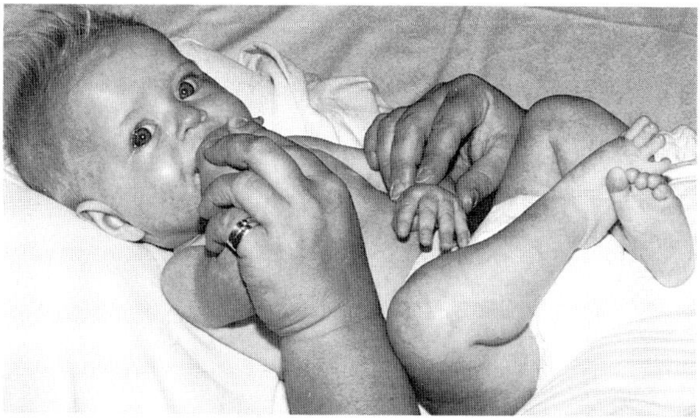

Abb. 86

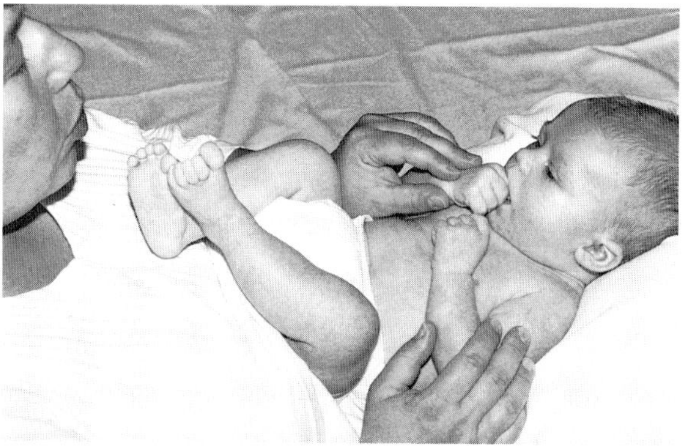

Abb. 87

Abb. 88

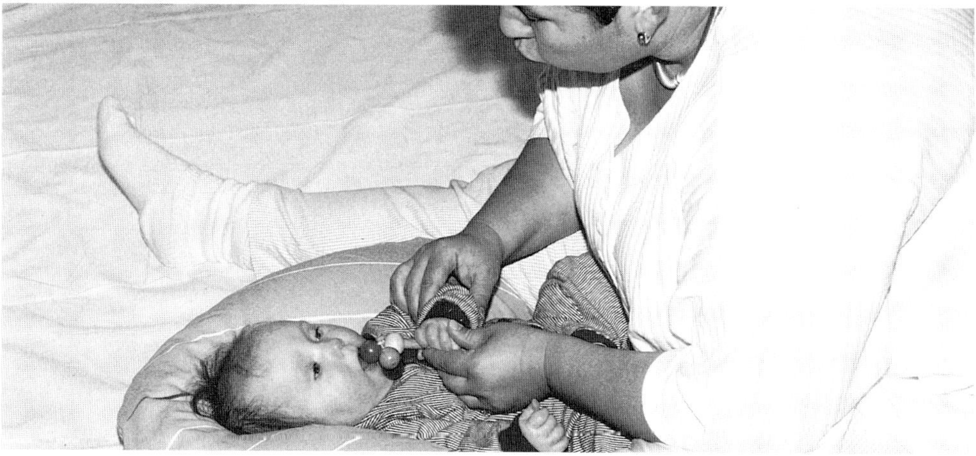

Erarbeiten von Hand-Hand-Kontakt

Ausgangsstellung Der Therapeut sitzt stabil angelehnt auf dem Boden. Die Beine sind angestellt. Die Knie berühren sich. Auf den Oberschenkeln liegt ein Laken.
Das Kind kann auch im aufgebrochenem Muster liegen (*s. S. 95*).

Physiologisches Alter Ab dem 3. Monat kann der Hand-Hand-Kontakt gebahnt werden.

Ausführung Der Therapeut bringt die Hände des Kindes zusammen (*Abb. 89*). Er kann auch Spielzeug in der Mitte anbieten. Das Kind greift mit beiden Händen nach dem Gegenstand; evtl. bringt das Kind beide Hände mit oder ohne Spielzeug zum Mund.
Auch hier sollten viele Variationen angeboten werden. Wenn die Hände zusammenkommen, können sie gedrückt, geschüttelt, gestaucht, kurz und fest oder lang und sanft, mehr an den Handgelenken oder an den Fingern, mehr radial oder ulnar zusammenge-

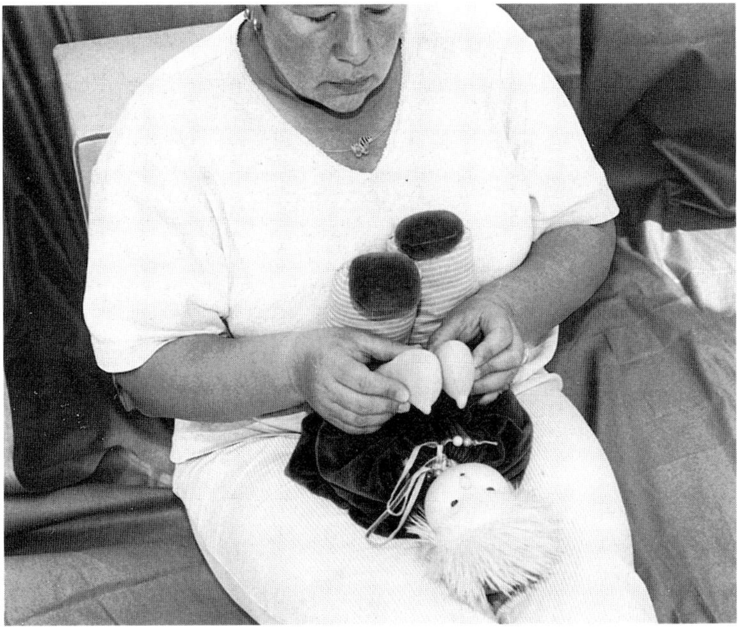

Abb. 89

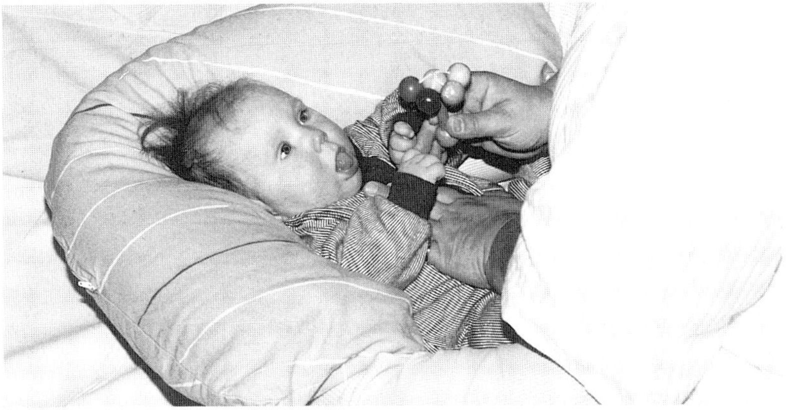

Abb. 90

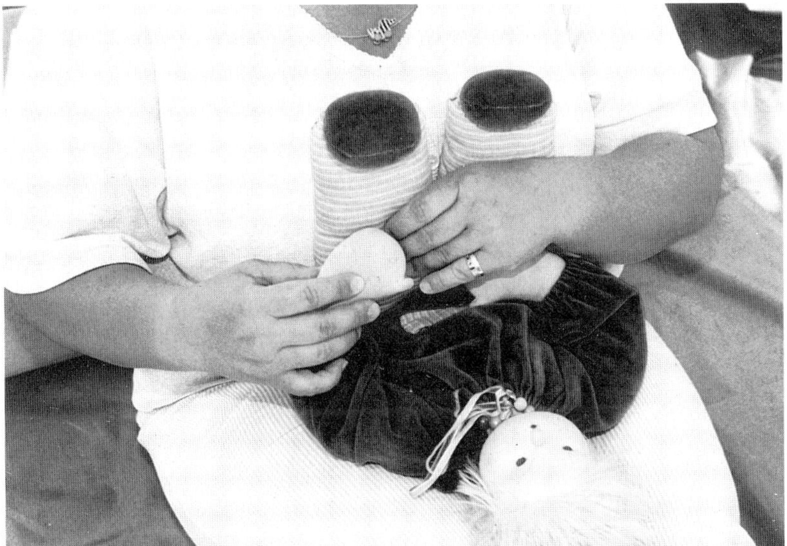

Abb. 91

bracht werden. Hier gibt es viele Variationsmöglichkeiten. Auch das Begleiten an und in den Mund von den Händen her sollte Variationen zeigen (*Abb. 90*). Wichtig ist hierbei auch das Sprechen. Es sollten viele Wiederholungen angeboten werden.

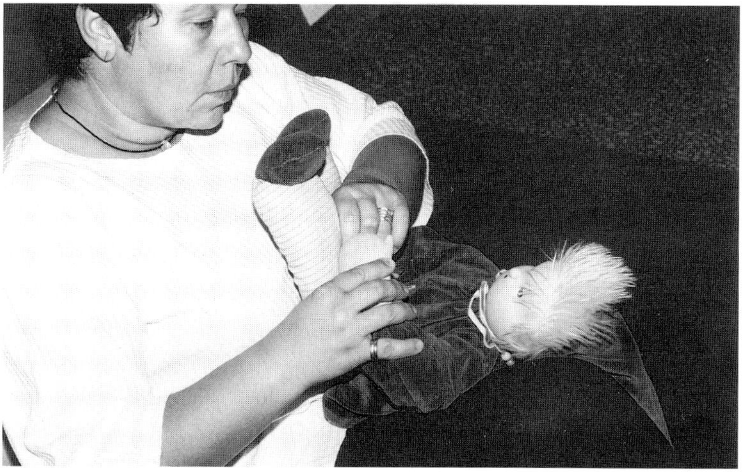

Abb. 92

Erarbeiten von Hand-Knie-Kontakt (ipsilateral)

(*Abb. 91, 92*).

Ausgangsstellung Der Therapeut sitzt stabil angelehnt auf dem Boden. Die Beine sind angestellt. Die Knie berühren sich. Auf den Oberschenkeln liegt ein Laken.

Physiologisches Alter Ab dem 5. Monat kann der Kontakt von Hand und Knie gebahnt werden.

Ausführung Es sollten beide Seiten variabel beübt werden. Der Therapeut führt das Knie und die Hand auf der gleichen Seite zusammen. Das Kind sollte mit einem wachen Blick die Bewegung verfolgen. Das Körpergewicht des Kindes verlagert sich, und es spürt seine Auflagefläche an den Schulterblättern.

Bei dem Zusammentreffen der Hand und des Knies kann der Therapeut durch Druck die Bewegung verstärken. Auch die Sprache ist wichtig z. B. das – ist – dein – Knie. Dieser Satz kann Wort für Wort durch Druck auf die beiden Gelenke verstärkt werden. Dies sollte langsam erfolgen. Wenn das Kind den Reiz verarbeitet hat, wird es antworten. Es sollten Wiederholungen durchgeführt werden.

Abb. 93

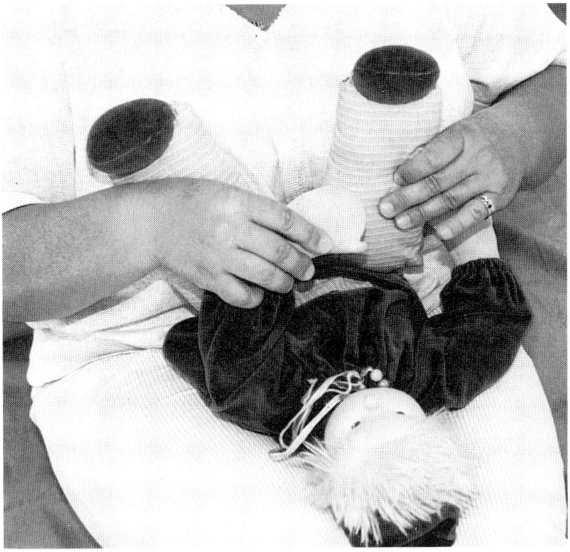

Erarbeiten von Hand-Knie-Kontakt (diagonal)

Ausgangsstellung

Der Therapeut sitzt stabil angelehnt auf dem Boden. Die Beine sind angestellt. Die Knie berühren sich.

Physiologisches Alter

Der diagonale Hand-Knie-Kontakt kann ab dem 5.–6. Monat gebahnt werden.

Ausführung

Der Therapeut führt eine Hand und das Knie der anderen Seite zusammen (*Abb. 93*). Das Kind soll die Bewegung verfolgen. Auch hier kann man verschiedene Variationen anbieten. Die Ansprache ist natürlich mit dabei.

Die Bewegung hat für das Kind eine Rotationskomponente, was zur Folge hat, daß nur noch eine Schulter aufliegt, nämlich die der stabilen Seite. Hierdurch erfährt das Kind, daß sich eine Schulter isoliert bewegen kann. Der Kopf sollte sich zu dem bewegenden Arm drehen. Dann wird die Bewegung zurückgenommen und wiederholt. Das Kind überkreuzt mit seinen Extremitäten seine Mittellinie. Dies gibt eine frühe Information über die Rechts-Links-Koordination, welche vorbereitend für das Drehen, das Krabbeln, das Gehen ist.

Erarbeiten von Hand-Fuß-Kontakt (ipsilateral)

Ausgangsstellung Der Therapeut sitzt stabil angelehnt auf dem Boden. Die Beine sind angestellt. Die Knie berühren sich.

Oft wird auf der Matte gearbeitet, wenn die Kinder für das Bahnen auf den Oberschenkeln zu groß geworden sind.

Physiologisches Alter Das Kind kann diese Bewegung willkürlich mit 6.–7. Monaten ausführen.

Ausführung Der Therapeut bringt den Fuß und die Hand der gleichen Seite zusammen. Das Kind soll die Bewegung verfolgen. Auch hier müssen verschiedene Stimuli und Wiederholungen durchgeführt werden (*Abb. 94–97*).

Abb. 94

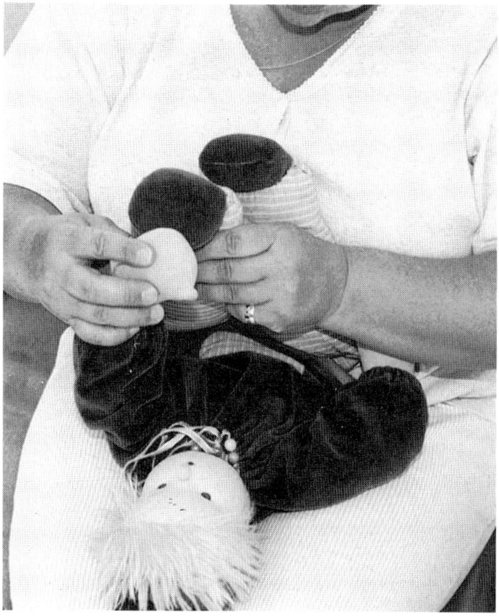

Abb. 95

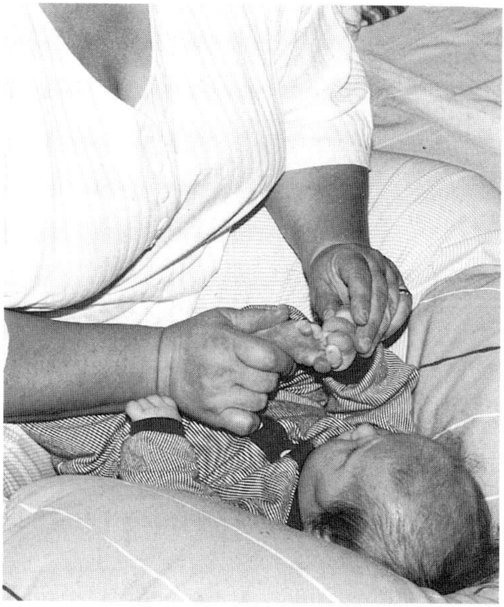

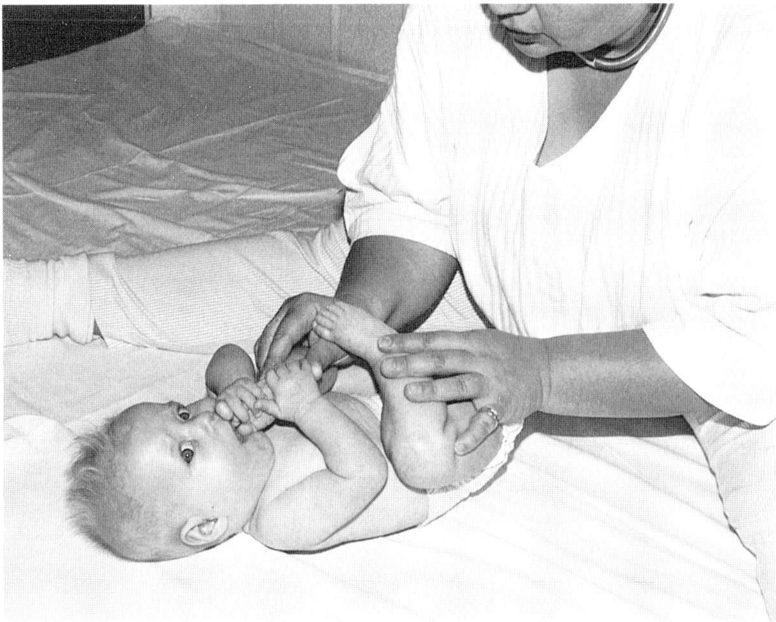

Abb. 96

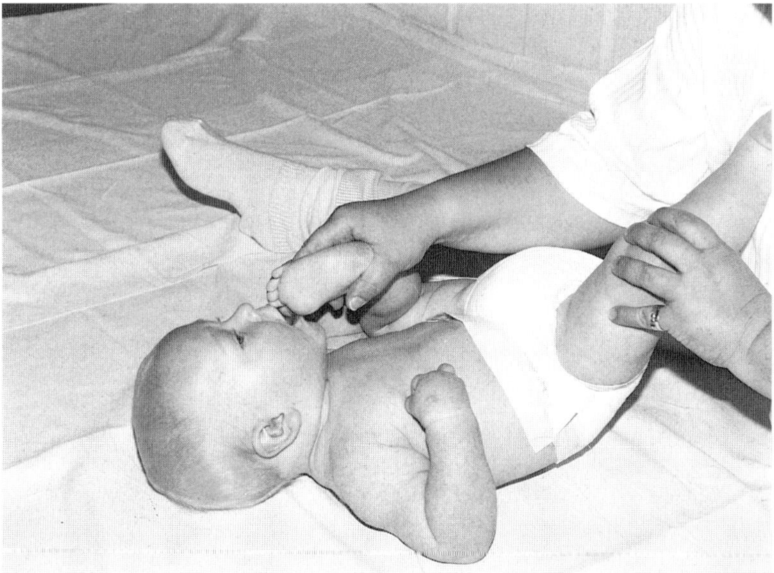

Abb. 97

Erarbeiten von Hand-Fuß-Kontakt (diagonal)

Ausgangsstellung Der Therapeut sitzt stabil angelehnt auf dem Boden. Die Beine sind angestellt. Die Knie berühren sich. Auf den Oberschenkeln liegt ein Laken.
Oft wird auf der Matte gearbeitet, wenn die Kinder zu groß geworden sind, um auf dem Schoß zu bahnen.

Physiologisches Alter Das Kind führt die Bewegung physiologisch mit 7 Monaten aus.

Ausführung Der Therapeut bringt eine Hand und den diagonalen Fuß des Kindes zusammen. So erfährt das Kind eine Rotation des oberen Rumpfes. Es wird eine Seite zur stabilen Seite, die andere wird mobil. Das Kind sollte Blickkontakt zur Hand halten.
Danach entfernen sich Fuß und Hand wieder von einander. Das Kind liegt in der alten Ausgangsstellung. Nach einer kurzen Pause wird die gleiche Bewegung wiederholt. Allerdings müssen nach mehrmaligen Wiederholungen andere Stimuli eingesetzt werden (*Abb. 98–104*).

Abb. 98

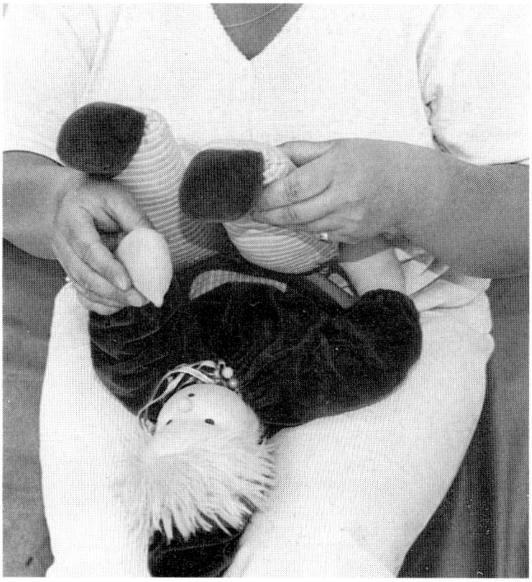

Abb. 99

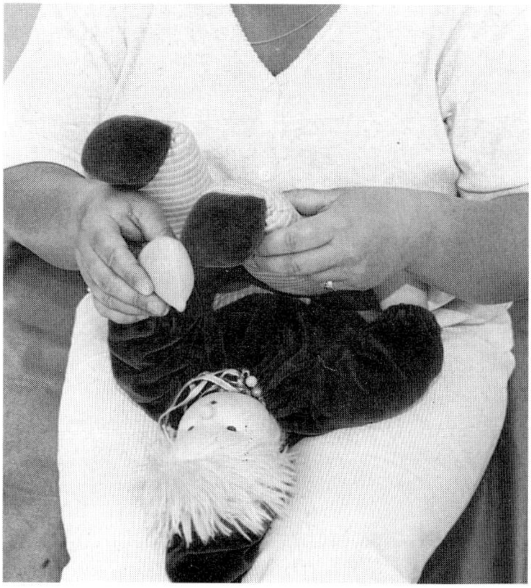

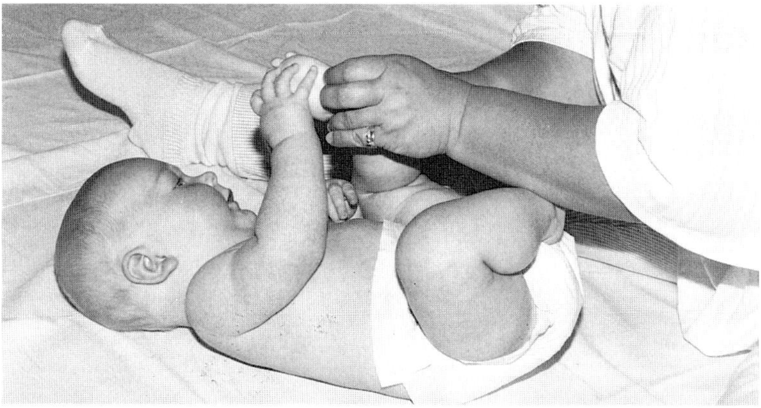

Abb. 100

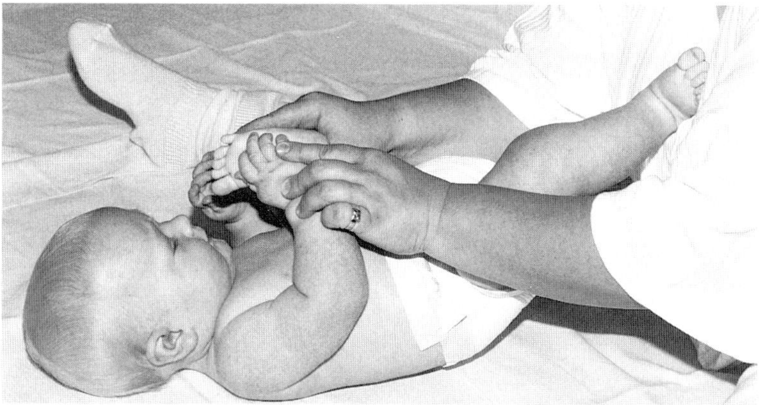

Abb. 101

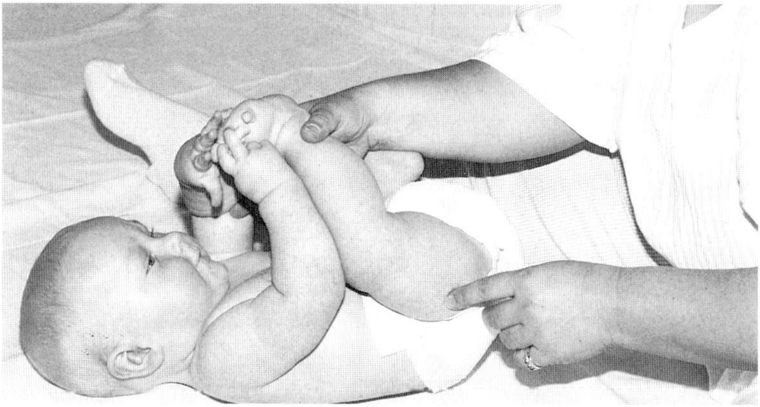

Abb. 102

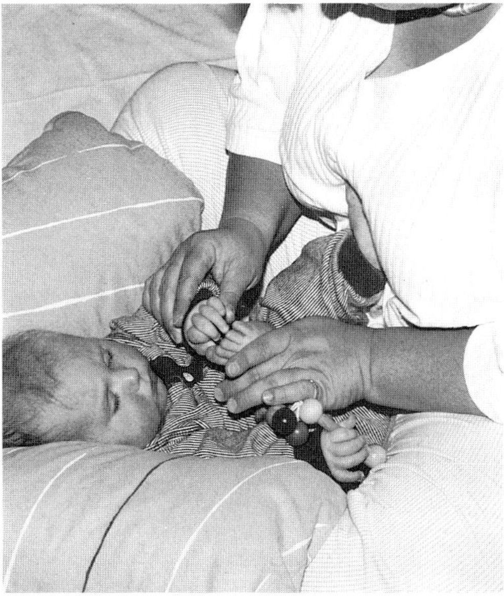

Abb. 103

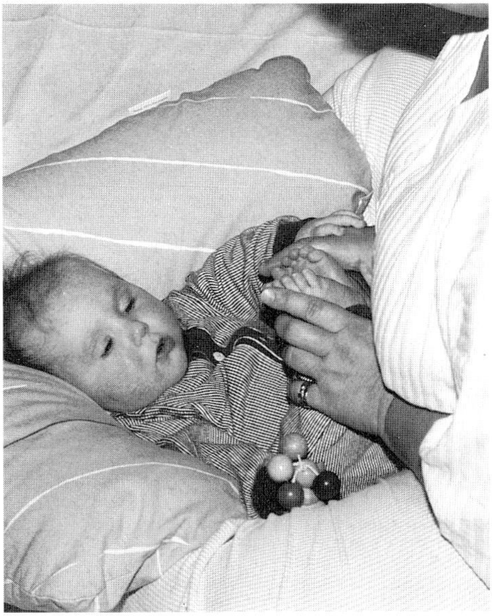

Abb. 104

Drehen en bloc in RL

Ausgangsstellung Der Therapeut sitzt stabil angelehnt auf dem Boden. Die Beine sind angestellt. Die Knie berühren sich. Auf den Oberschenkeln liegt ein Laken.

Physiologisches Alter Wenn das Kind seine Mitte gefunden hat, sollte das Drehen en bloc gebahnt werden.

Schlüsselpunkt Der Therapeut faßt an Ellenbogen und Knie beidseits. Er legt zur Kontrolle seinen Zeigefinger dazwischen. So kann er überprüfen, wie fest sein Druck ist (*Abb. 105*).

Ausführung Das Kind liegt mittig auf den Oberschenkeln des Therapeuten. Der Therapeut führt eine Gewichtsverlagerung zur Seite durch (*Abb. 106*). Die Reaktion bleibt abzuwarten.

Das Kind wird en bloc zur Seite gedreht. Als Reaktion verkürzt sich die obenliegende Seite (mobile Seite). Der Kopf stellt sich altersgerecht ein (*Abb. 107, 108*).
Dann wird das Kind zurückgedreht, bis es wieder mittig liegt.

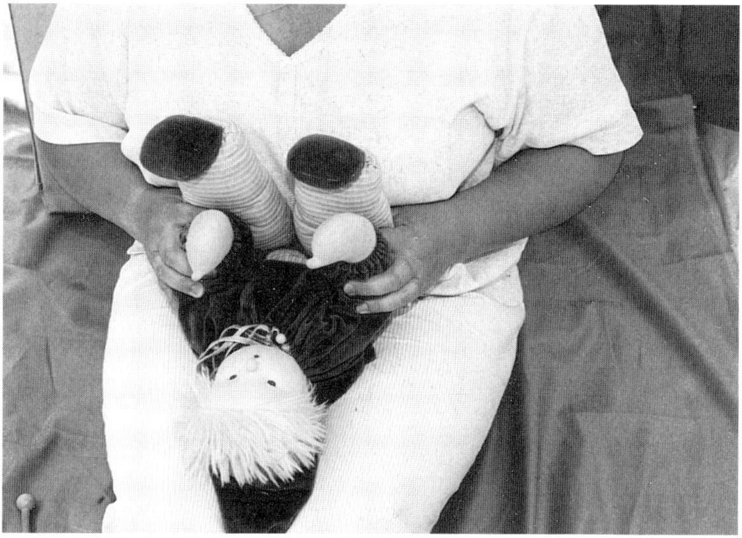

Abb. 105

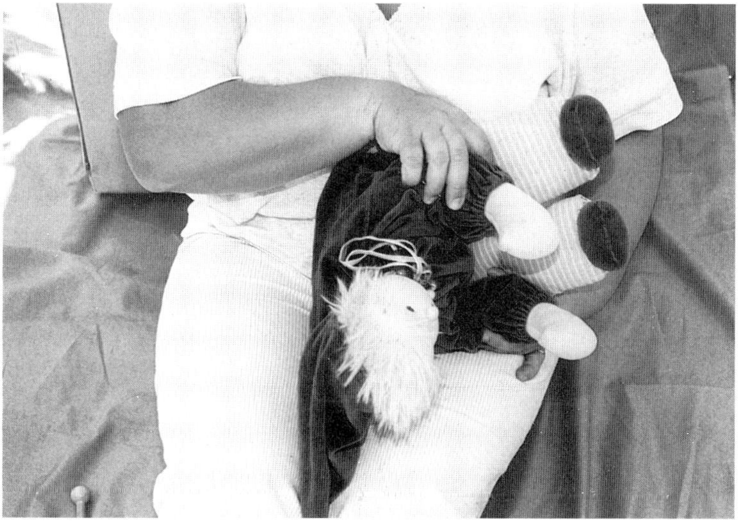

Abb. 106

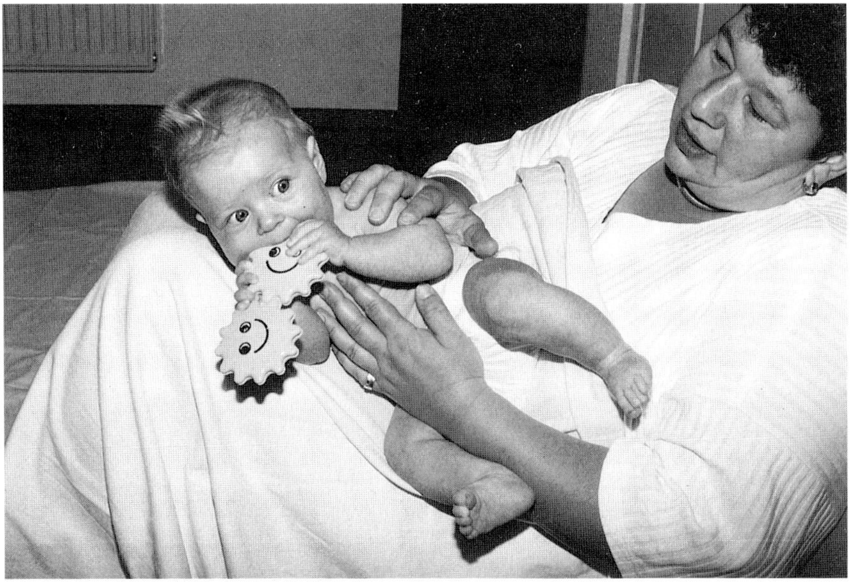

Abb. 107

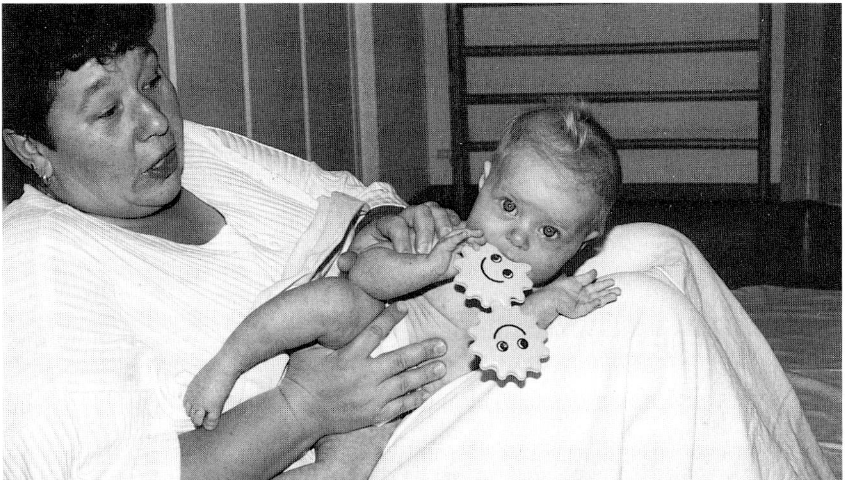

Abb. 108

Andere Schlüsselpunkte

- Rumpf ventral-dorsal
- Rumpf ventral und Schulter der mobilen Seite
- Rumpf ventral und Ellenbogen der mobilen Seite
- Rumpf ventral und Knie der mobilen Seite
- Schulter und Hüfte ipsilateral
- Schulter und Knie ipsilateral
- Ellbogen und Hüfte ipsilateral.

Drehen von der Rückenlage über die Seitlage in die Bauchlage auf dem Boden mit Rotation

Ausgangsstellung

Der Therapeut sitzt im Grätschsitz auf dem Boden. Das Kind liegt in Rückenlage zwischen den Beinen des Therapeuten (*Abb. 109–112*).

Physiologisches Alter

Ab dem 3.–4. Monat kann das Drehen gebahnt werden. Voraussetzung hierfür ist, daß das Kind schon Gewichtsverlagerungen en bloc – ohne Rotation – durchgeführt hat.

Schlüsselpunkt

- stabiler Rumpf – mobile Hüfte
- Rumpf ventral-dorsal
- mobile Schulter – stabile Hüfte
- mobile Hüfte – stabile Schulter
- Hüften beidseits
- Knie beidseits
- mobiles Knie – stabile Hüfte
- mobiles Knie – stabile Schulter
- Hinterhaupt und Kinn.

Ausführung Der Therapeut wählt seine Schlüsselpunkte und führt eine Gewichtsverlagerung durch. Der Kopf und der Rumpf stellen sich ein. Die Bewegung wird weiter bis in die Seitlage geführt. Dort erwartet der Therapeut eine altersgerechte Einstellung. Von der Seitlage geht die Drehung weiter in die Bauchlage.

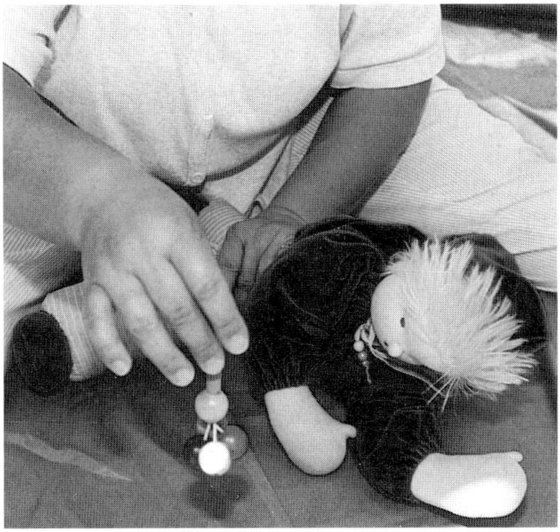

Abb. 109

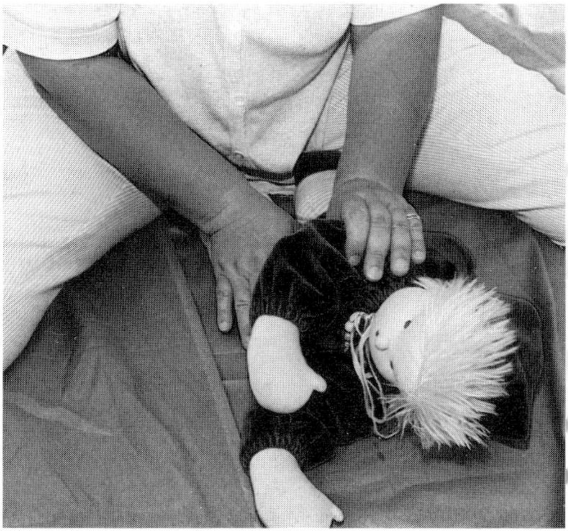

Abb. 110

Abb. 111

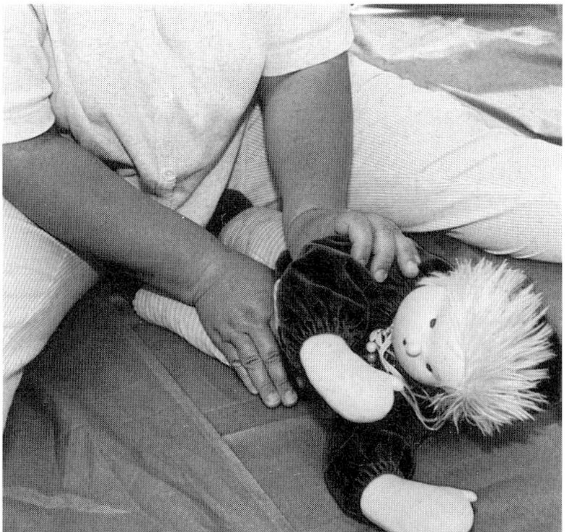

Abb. 112

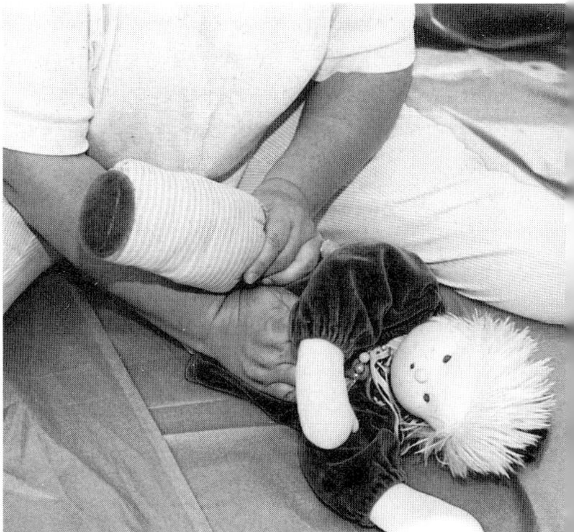

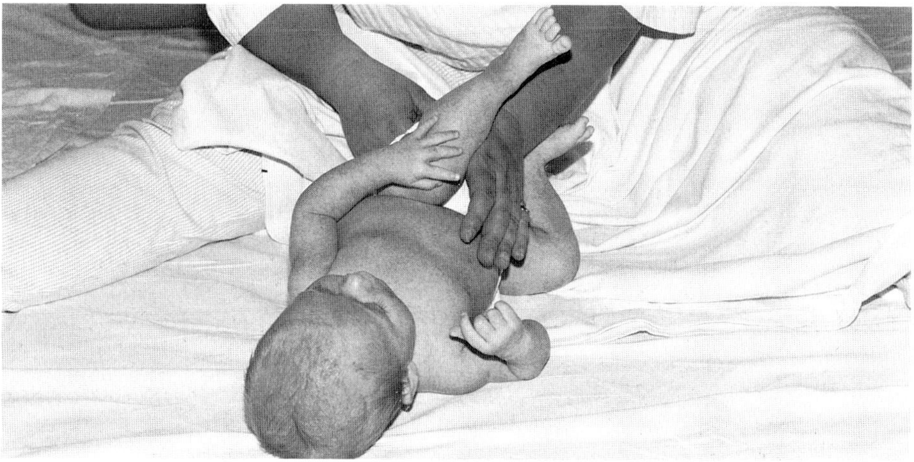

Abb. 113

Abb. 114

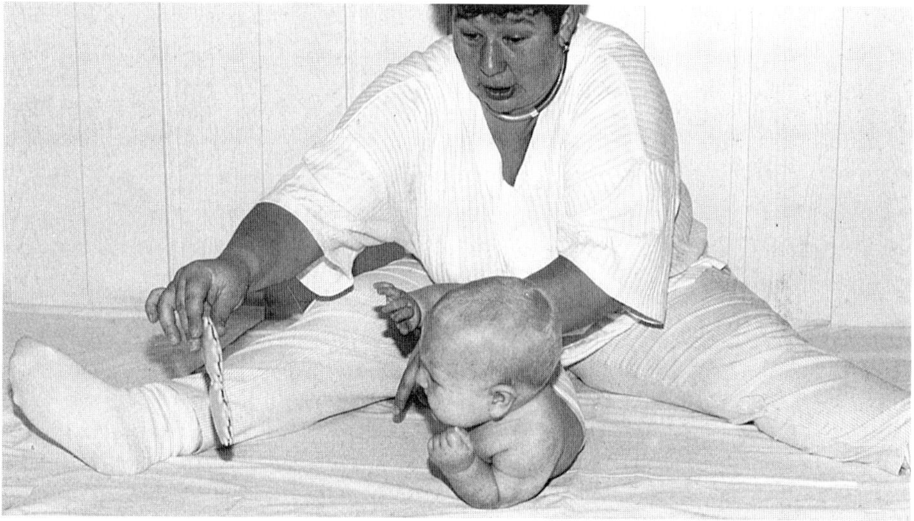

Der Therapeut sollte die Bewegung von der Rückenlage in die Bauchlage in einzelne Sequenzen unterteilen. Der ganze Weg auf einmal wäre viel zu lang. Das Kind muß den einzelnen Bewegungsabschnitten folgen können (*Abb. 113*).

Sollte der Therapeut eine Hand frei haben, kann er mit dieser Spielzeug anbieten (*Abb. 114*).

Drehen von der Bauchlage in die Seitlage en bloc und zurück / 1

Ausgangsstellung Der Therapeut sitzt stabil angelehnt im Langsitz auf dem Boden. Er hat die Beine übereinander geschlagen. Das Kind liegt quer in der Bauchlage mit dem Kopf auf dem obenliegenden Bein des Therapeuten (*Abb. 115*).

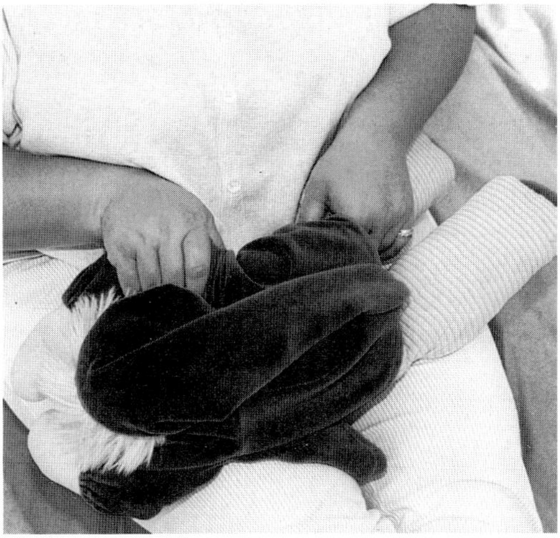

Abb. 115

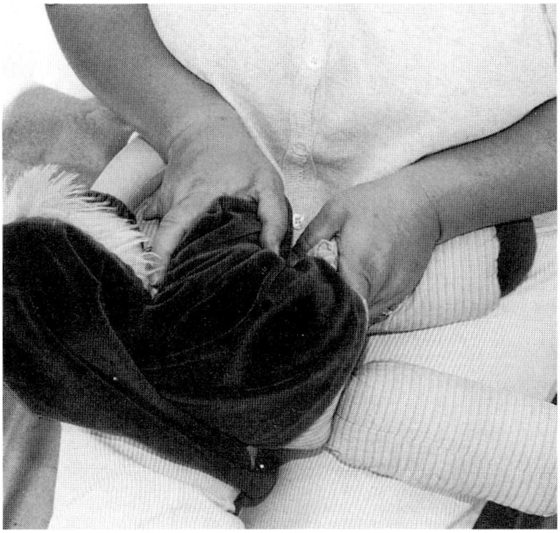

Abb. 116

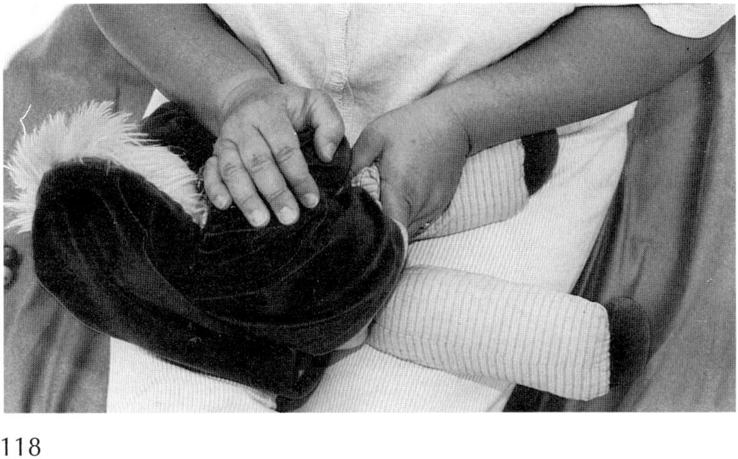

Abb. 117

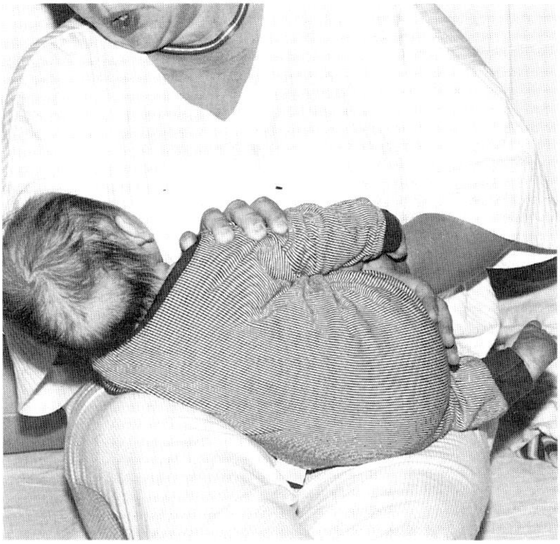

Abb. 118

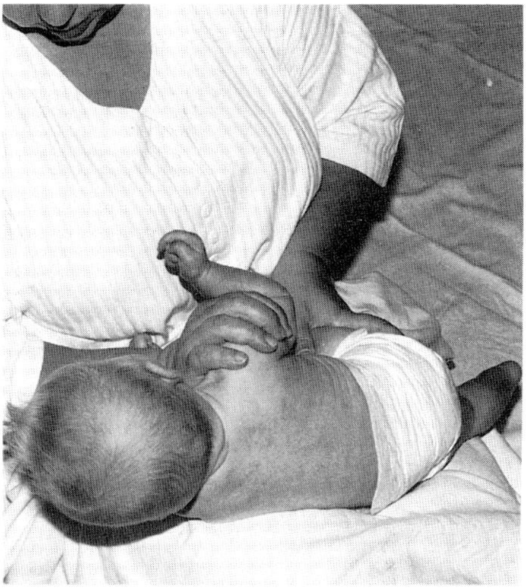

Abb. 119

Physiologisches Alter

Das Kind ist ca. 2 – 3 Monate alt. Es hat noch keine Rotation.

Schlüsselpunkt

Der Therapeut wählt die Schlüsselpunkte: körpernahe Schulter und körpernahe Hüfte. Die Schlüsselpunkte liegen ipsilateral. Er faßt flächig an die Gelenke (*Abb. 116, 117*).
Er kann auch die Schlüsselpunkte Schulter und Knie unilateral wählen. Alternativ kann die Übung auch auf dem Boden durchgeführt werden.

Ausführung

Der Therapeut wählt die Schlüsselpunkte und führt eine Gewichtsverlagerung in den Raum aus. Somit verteilt er das Körpergewicht des Kindes auf eine Seite. Damit hat er die Bewegungsrichtung festgelegt. Es wird von der stabilen Seite gesprochen. Das Kind sollte seinen Kopf einstellen. Das Gesicht ist zur mobilen Seite gedreht. So schauen Therapeut und Kind sich an. Die mobile Seite verkürzt sich. Das Becken und die Schulter werden angenähert. Das Kind hält die Position.
Der Rückweg folgt von der Seitlage, indem die Seitneigung aufgelöst wird. Und dann folgt die Bewegung langsam in Richtung Bauchlage (*Abb. 118, 119*).

Drehen von der Bauchlage in die Seitlage en bloc und zurück / 2

Ausgangsstellung Der Therapeut sitzt in stabiler Anlehnung im Langsitz auf dem Boden. Er hat die Beine übereinander geschlagen. Das Kind liegt quer in Bauchlage mit dem Kopf auf dem obenliegenden Bein des Therapeuten. Es ist darauf zu achten, daß zwischen dem Therapeutenrumpf und dem Kind genügend Platz ist, damit die Drehung möglich wird. Alternativ kann die Bewegung auf dem Boden ausgeführt werden (*Abb. 123–126*).

Physiologisches Alter Das Kind ist ca. 2 – 3 Monate alt. Es hat noch keine Rotationen.

Schlüsselpunkt Der Therapeut wählt ipsilaterale Schlüsselpunkte: körperferne Schulter und körperferne Hüfte (*Abb. 120, 121*).

Ausführung Der Therapeut wählt die Schlüsselpunkte und führt eine Gewichtsverlagerung zu sich hin aus. Somit legt er die Bewegungsrichtung fest. Der Kopf stellt sich ein. Das Kind schaut in den Raum (*Abb. 122*). Die Bewegung erfolgt weiter bis in die Seitlage. Die obere Seite ist die mobile Seite und verkürzt sich. Der Kopf und der Rumpf werden erneut eingestellt. Das Kind verweilt etwas in dieser Position.

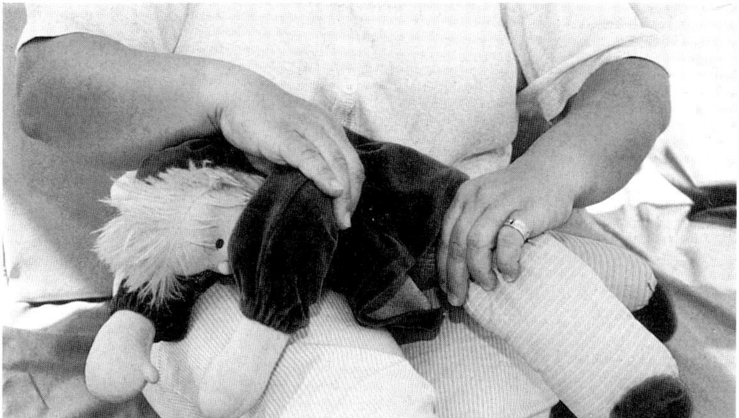

Abb. 120

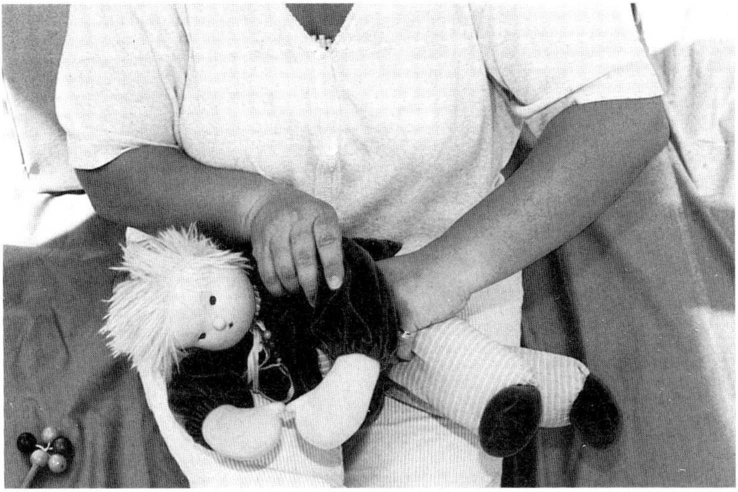

Abb. 121

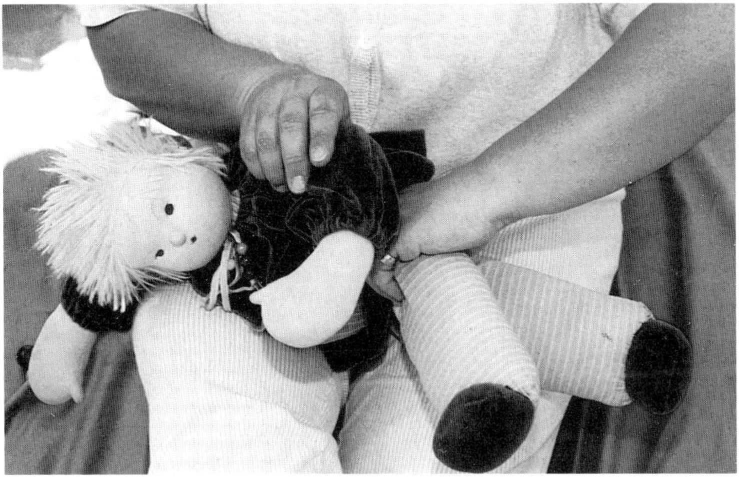

Abb. 122

Dann entfernen sich die obenliegende Schulter und Becken. Die Verkürzung wird aufgelöst, und das Kind liegt in der Seitlage. Von dort folgt die Bewegung in die Bauchlage (*Abb. 123–126*). Wichtig ist die langsame Ausführung und das Abwarten der Reaktionen, denn Bahnung sollte etwas Aktives sein. Der Therapeut und das Kind müssen im Dialog, also miteinander, arbeiten.

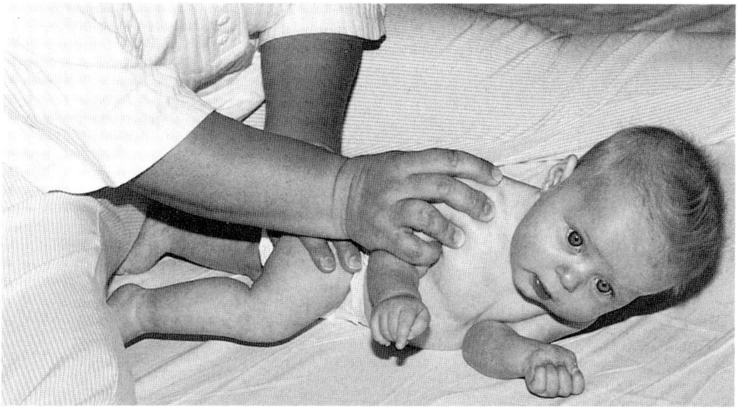

Abb. 123

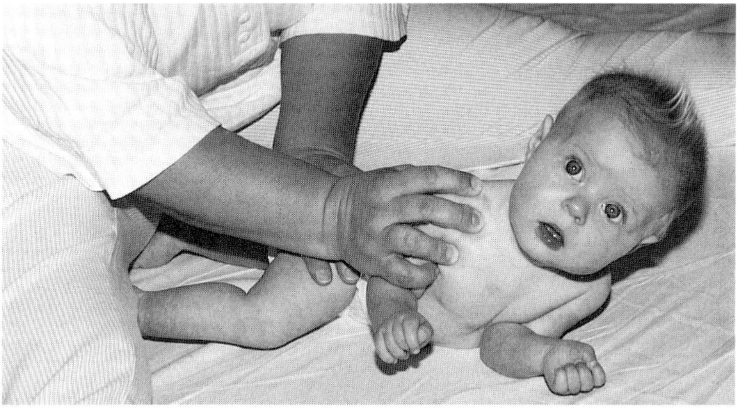

Abb. 124

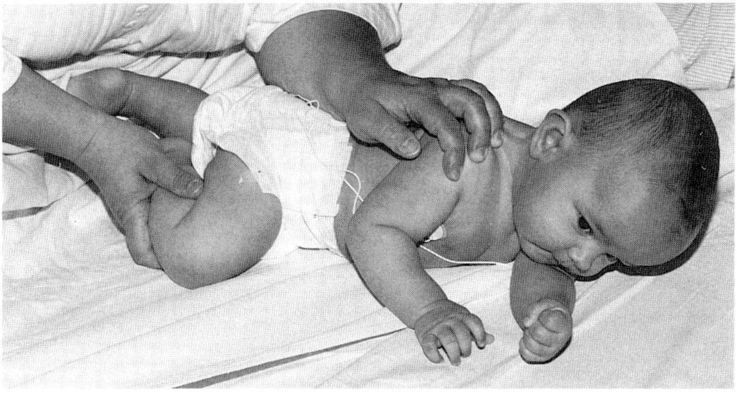

Abb. 125

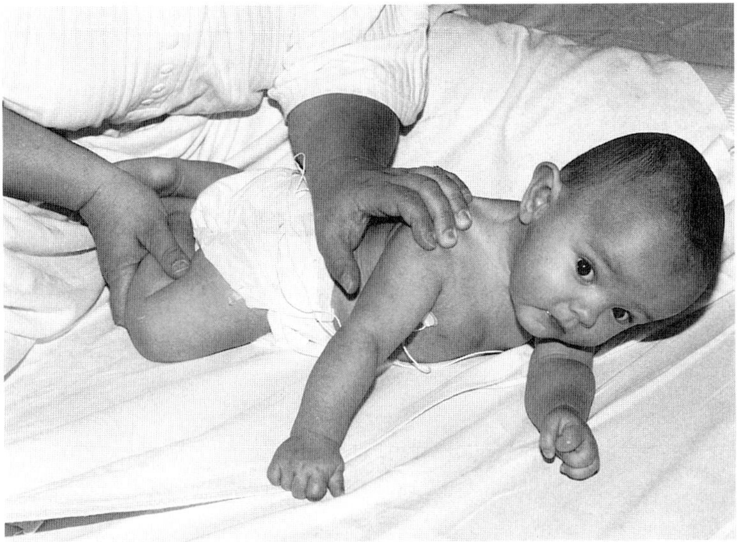

Abb. 126

Drehen von der Bauchlage in die Seitlage en bloc und zurück / 3

Ausgangsstellung

Der Therapeut sitzt im Langsitz auf dem Boden. Er hat die Beine übereinander geschlagen. Das Kind liegt quer in Bauchlage mit dem Kopf auf dem obenliegenden Bein des Therapeuten (*Abb. 127, 128*).

Physiologisches Alter

Das Kind ist ca. 2 – 3 Monate alt. Es hat noch keine Rotationen.

Schlüsselpunkt

Der Therapeut wählt als Schlüsselpunkt Sternum und körpernahe Schulter. Die Hand, welche an dem Sternum liegt, ist die aktive Hand. Diese Hand führt die Bewegung aus. Die andere Therapeutenhand liegt schienend an der körpernahen Schulter, so daß der Arm in Elevation gehalten wird.

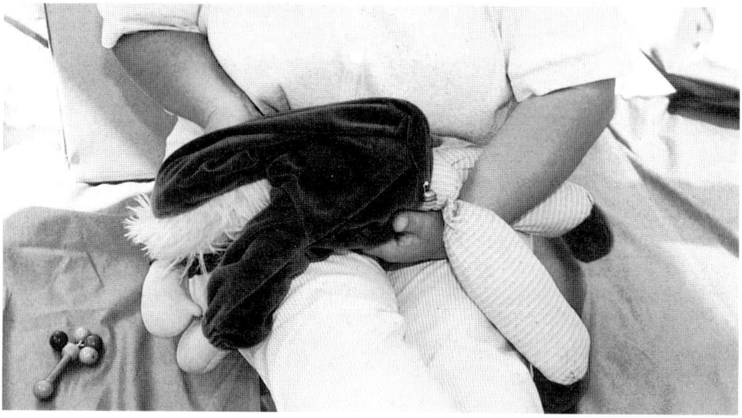

Abb. 127

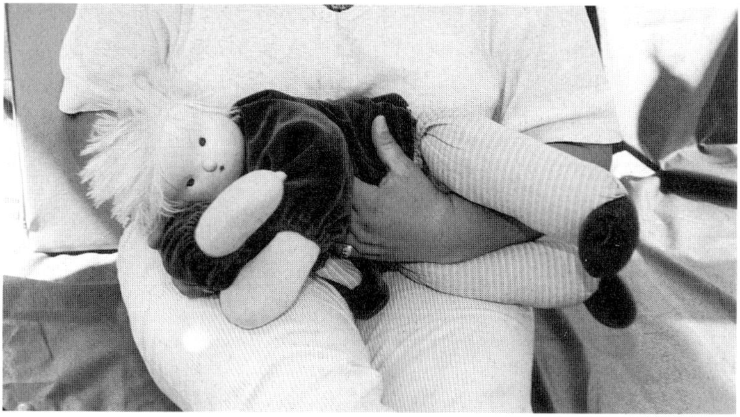

Abb. 128

Ausführung Die Hand am Brustbein des Kindes führt eine Gewichtsverlagerung durch, so daß das Körpergewicht des Kindes auf die körpernahe Seite verlagert wird. Dieses ist die stabile Seite. Die oben liegende Seite verkürzt sich. Der Kopf und der Rumpf werden erneut eingestellt. Das Kind schaut in den Raum (*Abb. 129, 130*). So kann es Hand-Mund-Kontakt haben, Spielzeug halten oder die Hände in den Mund führen. Der Rückweg wird gebahnt, indem die oben liegende Seite sich wieder verlängert und dann das Kind auf den Bauch gedreht wird.

Sollte die andere Seite beübt werden, hat der Therapeut das Kind auf das andere übergeschlagene Bein zu legen.

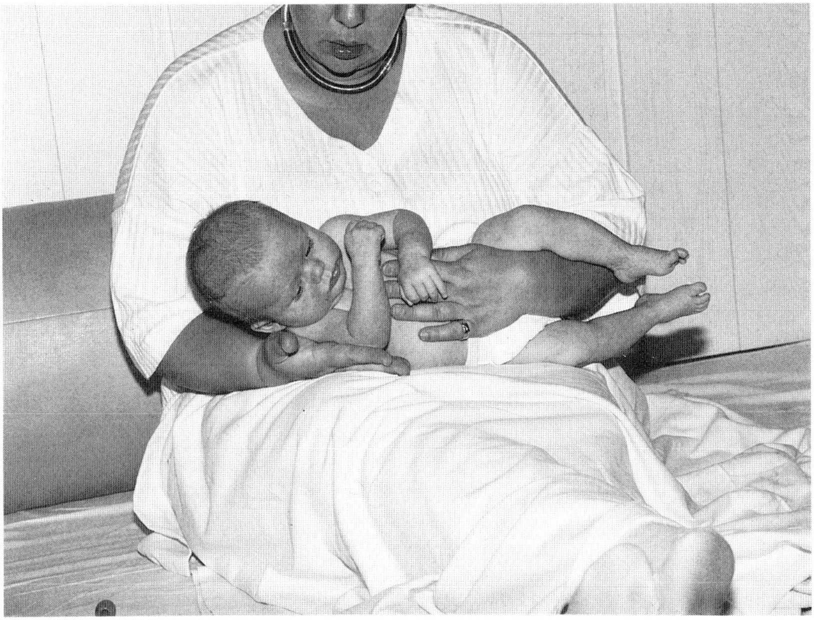

Abb. 129

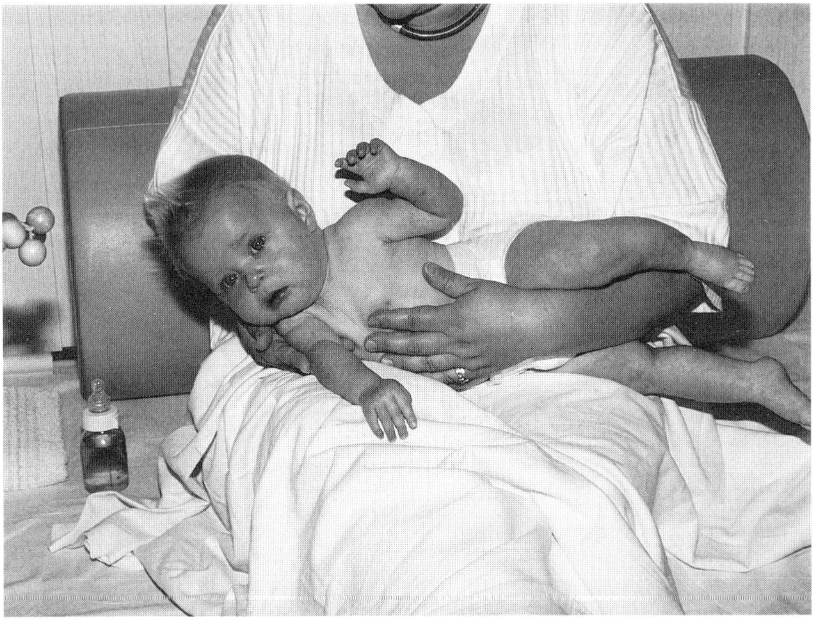

Abb. 130

Drehen von der Bauchlage in die Seitlage mit Rotation / 1

Ausgangsstellung Der Therapeut sitzt stabil angelehnt im Langsitz auf dem Boden. Er hat die Beine übereinander geschlagen. Das Kind liegt quer in Bauchlage mit dem Kopf auf dem obenliegenden Bein des Therapeuten.

Physiologisches Alter Ab dem 4. Monat kann Drehen gebahnt werden. Das Kind sollte sich en bloc drehen können, um Rotationen anbahnen zu können.

Schlüsselpunkt Der Therapeut wählt diagonale Schlüsselpunkte, d. h. Schulter-diagonale Hüfte. Durch die Wahl der Schlüsselpunkte ist eine Rotationskomponente vorgegeben (*Abb. 131*).

Ausführung 1 Zuerst wird eine Gewichtsverlagerung in den Raum ausgeführt. Somit ist die stabile Seite festgelegt. Der Therapeut erhöht den Druck an der unten liegenden Hüfte des Kindes, um so die Auflagefläche bewußt zu machen (*Abb. 132*). Die andere mobile Seite führt die Bewegung weiter, bis das Kind sich in der Seitlage befindet. Diese Seite verkürzt sich. Der Kopf stellt sich zum Rumpf ein. Der Therapeut und das Kind haben Blickkontakt (*Abb. 133*).

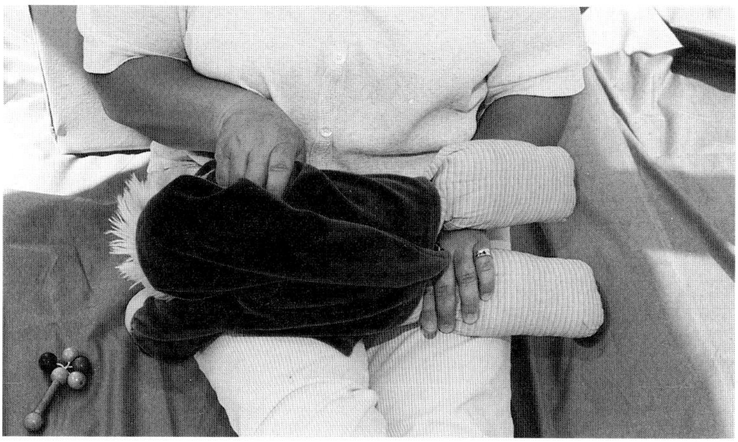

Abb. 131

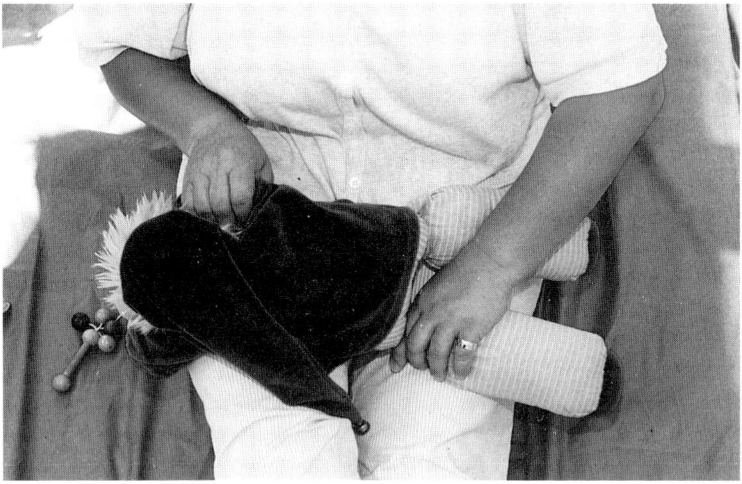

Abb. 132

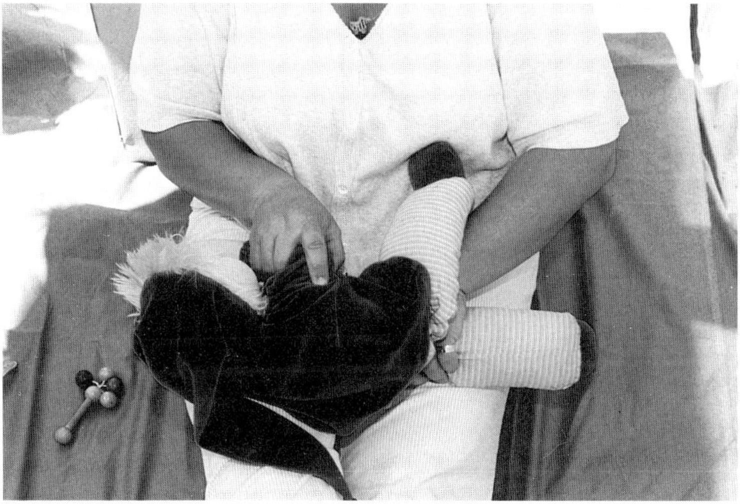

Abb. 133

Der Rückweg erfolgt, indem die oben liegende Seite sich wieder entfernt, und von dort dreht sich das Kind in die Bauchlage zurück.

Wenn die andere Seite des Kindes beübt werden soll, muß der Therapeut seine Beine anders herum übereinanderschlagen, und das Kind wird gedreht.

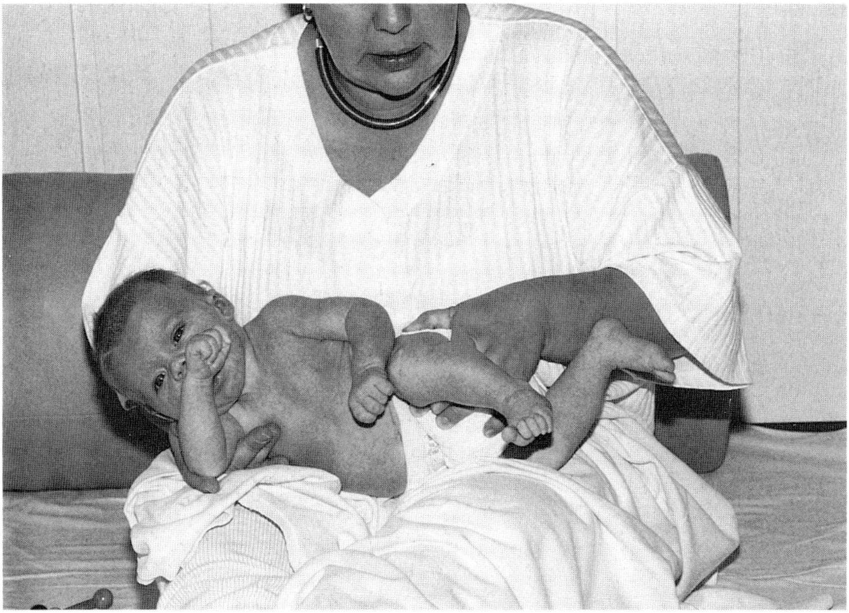

Abb. 134

Abb. 135

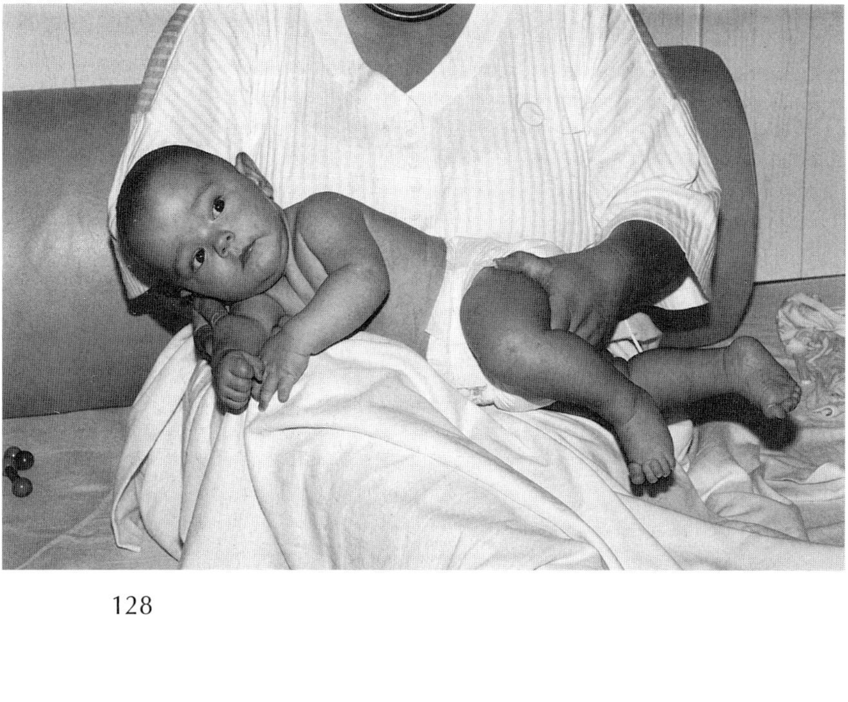

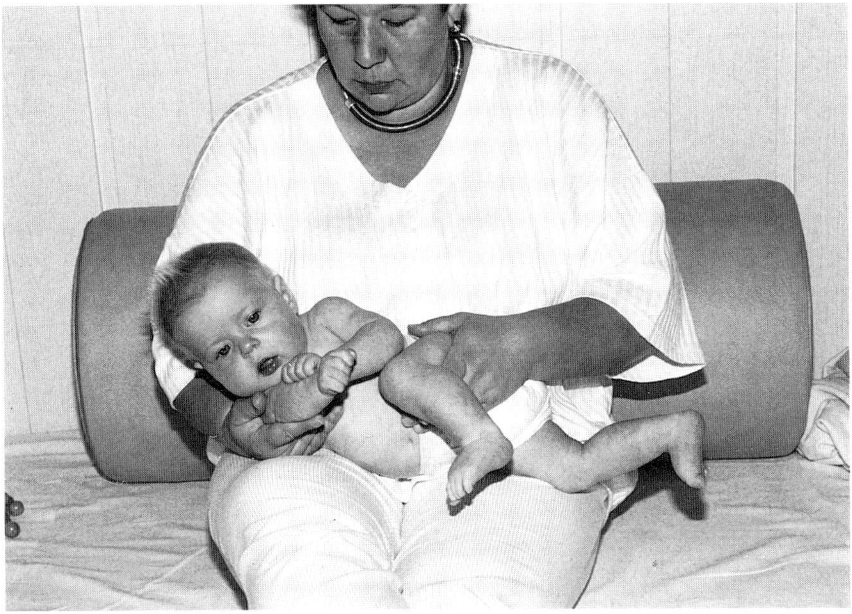

Abb. 136

Ausführung 2

Die Gewichtsverlagerung wird zum Therapeuten hin ausgeführt. Somit wird die stabile Seite festgelegt. Die mobile Seite führt die Bewegung weiter, bis sich das Kind in der Seitlage befindet.
Diese Seite verkürzt sich. Der Kopf stellt sich zum Rumpf ein. Das Kind schaut in den Raum (*Abb. 134–136*).
Der Rückweg erfolgt, indem die oben liegende Seite sich wieder entfernt, und von dort dreht das Kind in Bauchlage zurück.

Drehen von der Bauchlage in die Seitlage mit Rotation / 2

Ausgangsstellung Der Therapeut sitzt stabil angelehnt im Langsitz auf dem Boden. Er hat die Beine übereinander geschlagen. Das Kind liegt quer in Bauchlage mit dem Kopf auf dem obenliegenden Bein des Therapeuten (*Abb. 137–139*).

Physiologisches Alter Ab dem 4. Monat wird diese Drehung gebahnt. Das Kind sollte sich en bloc drehen können.

Schlüsselpunkt Der Therapeut wählt die diagonalen Schlüsselpunkte: körperferne Schulter und körpernahe Hüfte. (Die Begriffe »körpernah« und »körperfern« beziehen sich auf die Stellung dieser Gelenke zum Therapeuten) So ergibt sich eine Rotationsstellung des Rumpfes. Das Kind liegt im aufgebrochenen Muster.

Ausführung Zuerst wird eine Gewichtsverlagerung in den Raum ausgeführt. Der Therapeut gibt Druck an der Schulter in Richtung Boden, um dem Kind die Auflagefläche bewußt zu machen. Das ist die stabile Seite.

Die andere Seite leitet die Bewegung weiter. Von dem Schlüsselpunkt »körpernahe« Hüfte wird das Kind in die Seitlage gebracht. Der Kopf und der Rumpf folgen altersgerecht. Die oben liegende Seite verkürzt sich. Das Kind und der Therapeut haben Blickkontakt. So kann der Therapeut dem Kind auch unterschiedliche Stimuli über die Lautierung geben. Dies sollte auch im Dialog geschehen. Der Therapeut gibt einen Laut, und das Kind antwortet z. B. durch lächeln, Augen werden weiter geöffnet, es hält inne, oder es lautiert ebenfalls.

Der Rückweg erfolgt, indem die verkürzte Seitlage sich auflöst. Dies sollte langsam geschehen, damit sich das Kind anpassen kann. Dann erst sollte die Bauchlage angestrebt werden.

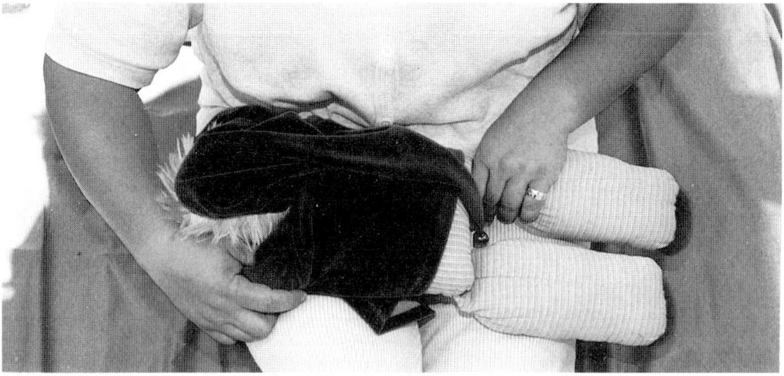

Abb. 137

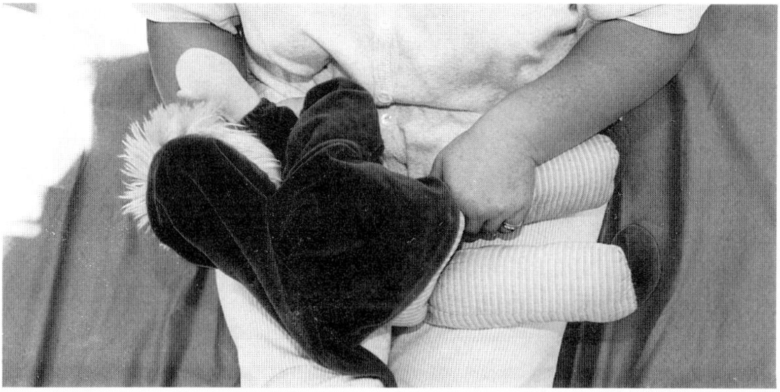

Abb. 138

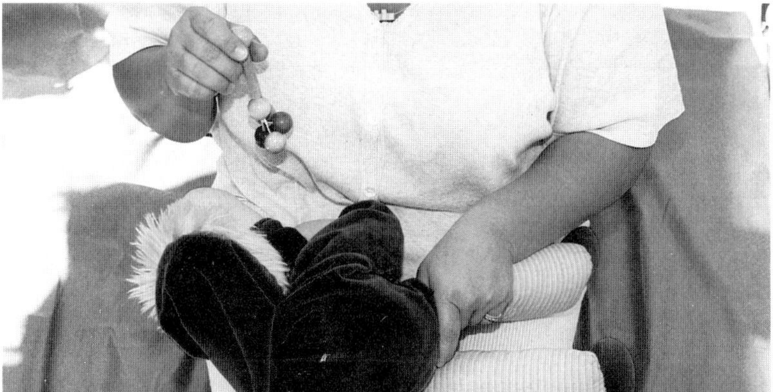

Abb. 139

Drehen von der Bauchlage über die Seitlage in die Rückenlage mit Rotation auf dem Boden

Ausgangsstellung Der Therapeut sitzt entweder im Grätschsitz auf dem Boden, oder er steht vor der Bobath-Bank (*Abb. 140, 141*).

Physiologisches Alter Das Kind ist ca. 5 bis 6 Monate alt.

Schlüsselpunkt

- stabile Schulter – mobile Hüfte
- stabile Schulter – mobiles Knie
- stabile Schulter – mobile Schulter
- stabile Schulter – mobiler Ellenbogen.

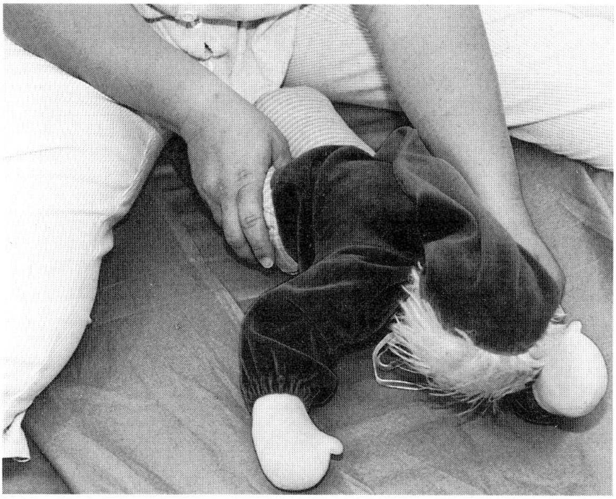

Abb. 140

Abb. 141

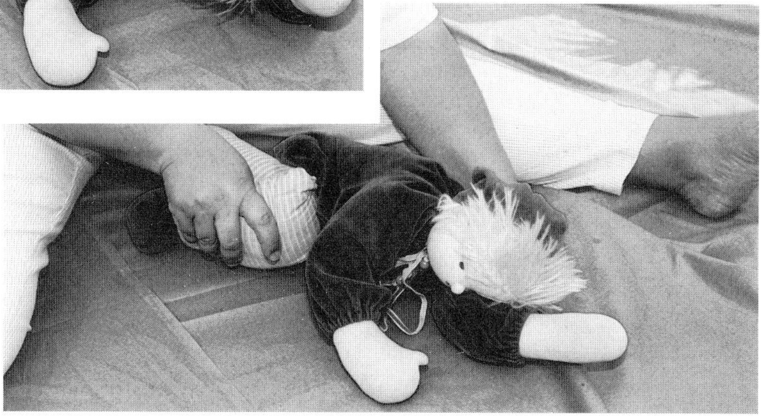

Ausführung

Der Therapeut wählt einen Schlüsselpunkt, welcher diagonal zu den Gelenken auf der stabilen Seite sein sollte. Auf der stabilen Seite schient er die Schulter in Elevation. Die mobile Therapeutenhand führt eine Gewichtsverlagerung aus. Das Kind spürt die Auflagefläche der stabilen Seite. Kopf und Rumpf stellen sich ein. Dann geht die Bewegung weiter in die Seitlage. Kopf und Rumpf müssen sich erneut einstellen. Jetzt kann der Therapeut seine stabilisierende Hand wegnehmen und statt dessen dem Kind ein Spielzeug anbieten (*Abb. 142–143*). Die Bewegung führt dann weiter in die Rückenlage. Dort soll das Gewicht symmetrisch verteilt sein.

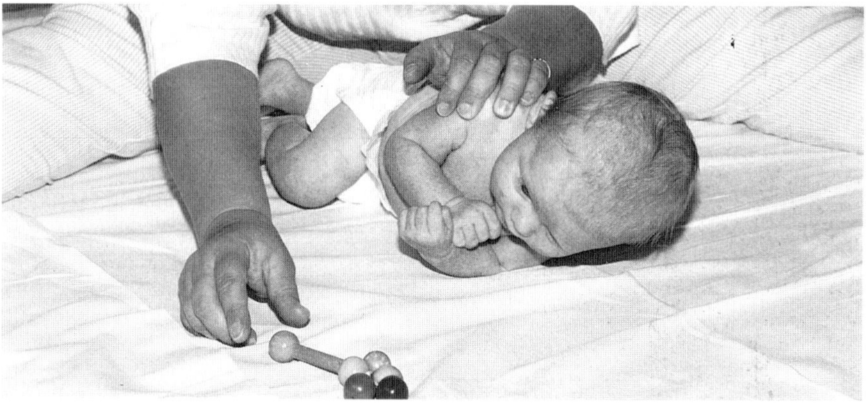

Abb. 142

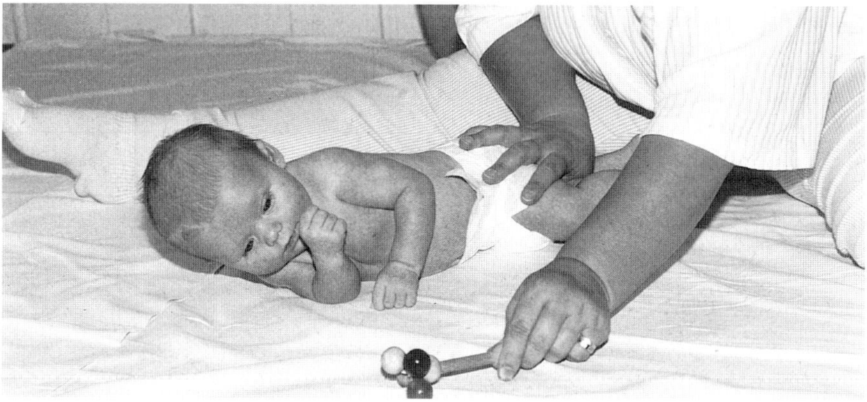

Abb. 143

Sprungbereitschaft erarbeiten

Ausgangsstellung Der Therapeut sitzt stabil im Langsitz auf dem Boden. Er hat die Beine übereinander geschlagen. Das Kind liegt quer in Bauchlage über dem Oberschenkel des Therapeuten (*Abb. 144*).

Physiologisches Alter Die Sprungbereitschaft ist ab dem 5. Monat zu erarbeiten.

Schlüsselpunkte Der Therapeut faßt schienend beide Schultern und Oberärmchen des Kindes. Er hält die Arme so in Anteversion (*Abb. 145*).

Ausführung Der Therapeut schaukelt hin und her und bringt plötzlich sein eigenes Körpergewicht zu einer Seite, auf der sich das Kind abstützen soll (*Abb. 146, 147*).
Ab dem dritten Monat ist zu erwarten, daß das Kind seine Arme in U-Halte bringt. Mit zunehmenden Alter werden die Arme immer mehr in Elevation gebracht.
Ab dem fünften Monat ist ein Stütz zu erwarten, indem die Hände geöffnet sind.
Ab dem siebenten Monat kann das Kind Gewicht auf die Handwurzelknochen übernehmen.
Der Therapeut kann ggf. Druck von den Schultern in Richtung Unterlage geben, um dem Kind die Auflage seiner Hände bewußter zu machen.
Anstelle des Therapeutenoberschenkels kann man auch eine Bobathrolle oder einen Pezziball verwenden (*Abb. 148, 149*).

Abb. 145

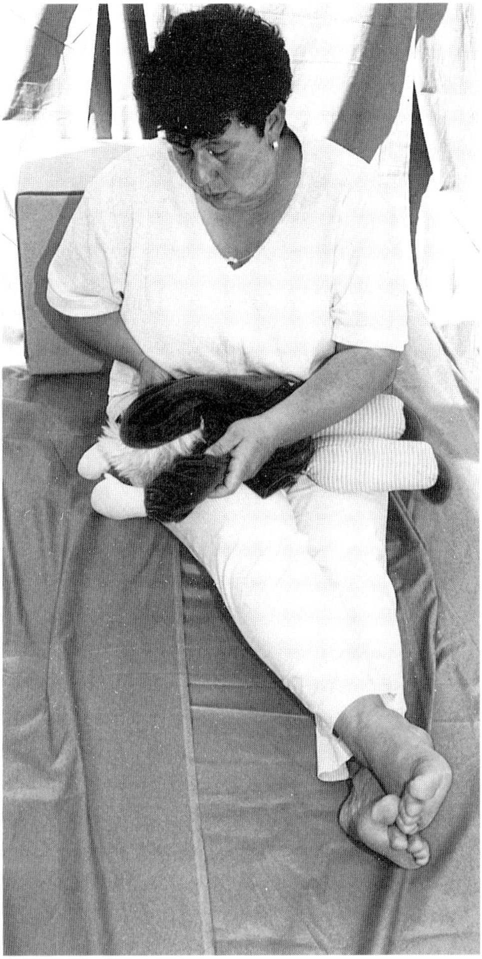

Abb. 144

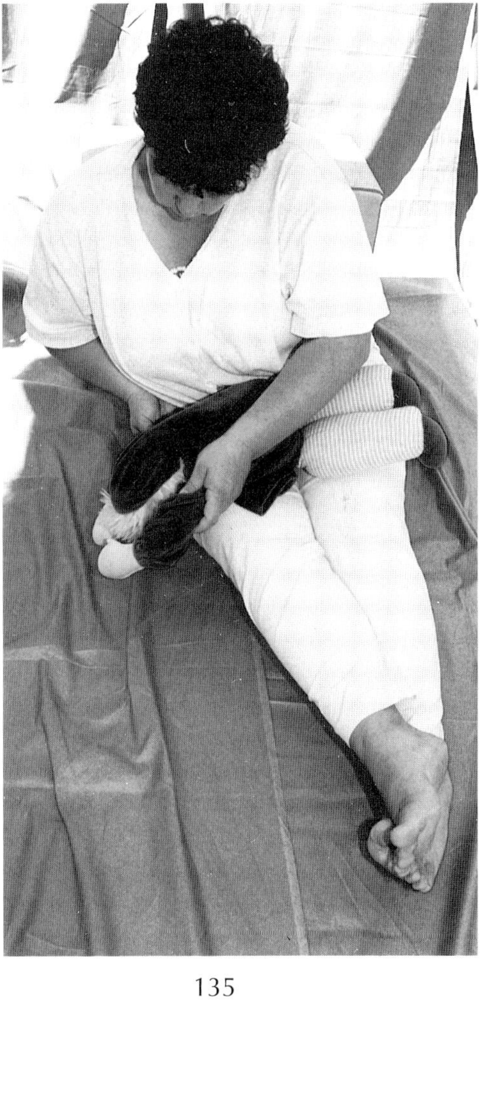

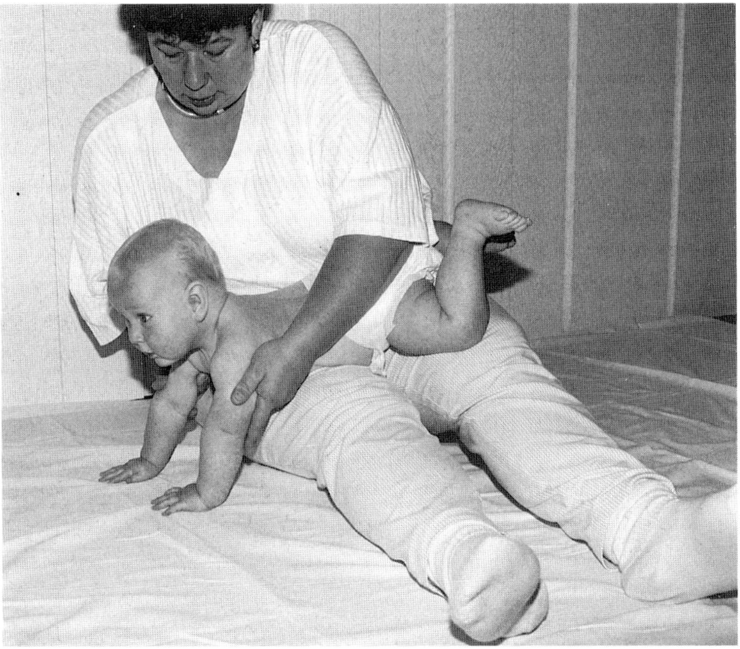

Abb. 146

Abb. 147

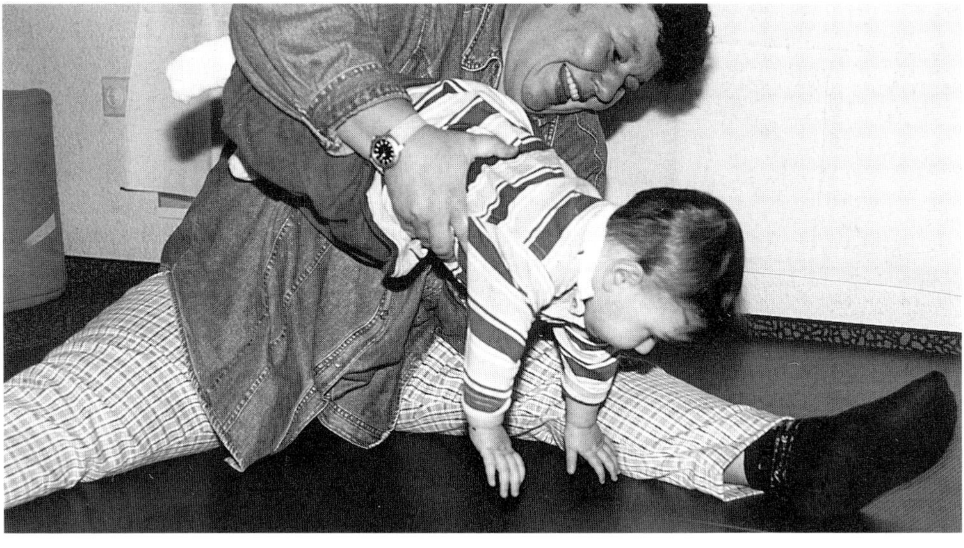

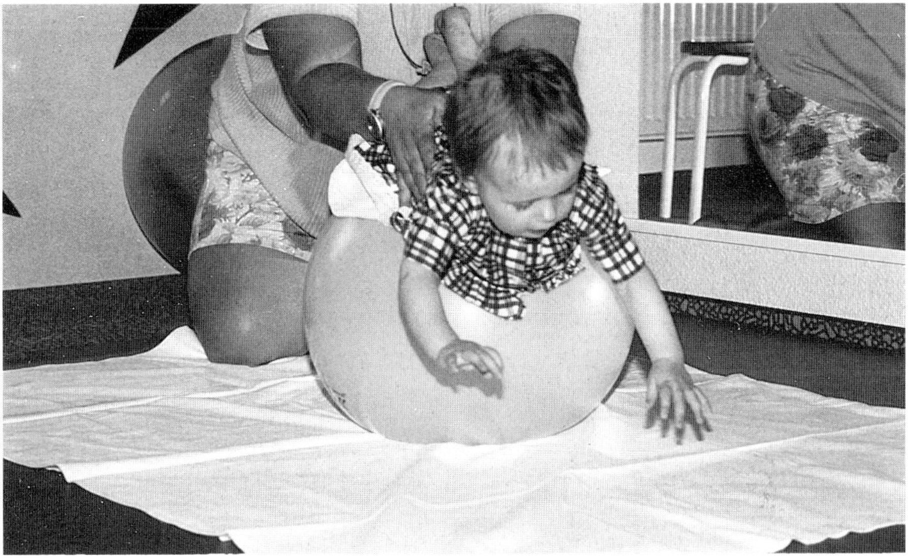

Abb. 148

Abb. 149

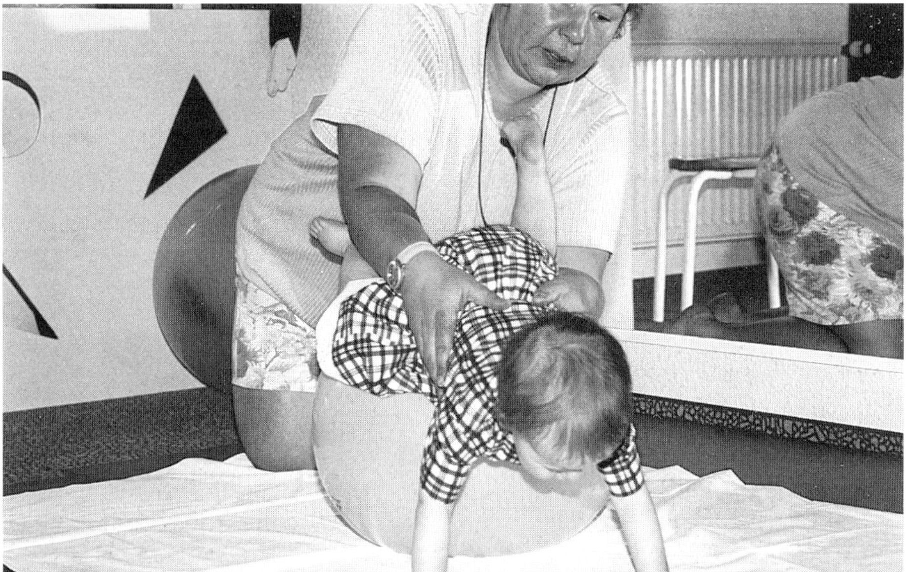

Erarbeiten des Handstützes

Ausgangsstellung Der Therapeut sitzt stabil angelehnt im Langsitz auf dem Boden. Das Kind liegt quer in Bauchlage auf dem Bein des Therapeuten.

Physiologisches Alter Der Therapeut kann den Handstütz ab dem 6.–7. Monat beüben. Die Voraussetzung hierfür ist der Unterarmstütz.

Schlüsselpunkt Der Therapeut wählt seine Schlüsselpunkte. Er faßt an die Schlüsselpunkte Schulter beidseits oder an die Schlüsselpunkte Ellbogen beidseits (*Abb. 150, 151*).

Ausführung Das Kind liegt quer über den Oberschenkeln des Therapeuten. Der Therapeut führt langsam eine Gewichtsverlagerung nach vorne in Richtung Unterlage aus. So nähert sich das Kind der Unterlage. Es bekommt mit seinen Händen Kontakt zum Boden. Die Hände öffnen sich. Sie stützen sich auf der Unterlage ab. So übernimmt das Kind Gewicht auf seine Hände (*Abb. 152, 153*).

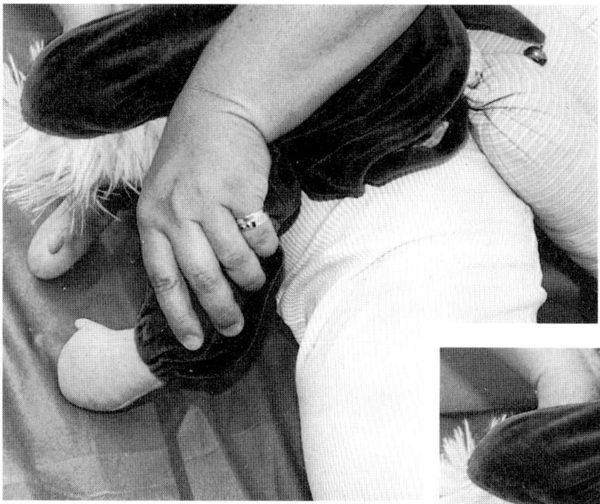

Abb. 150

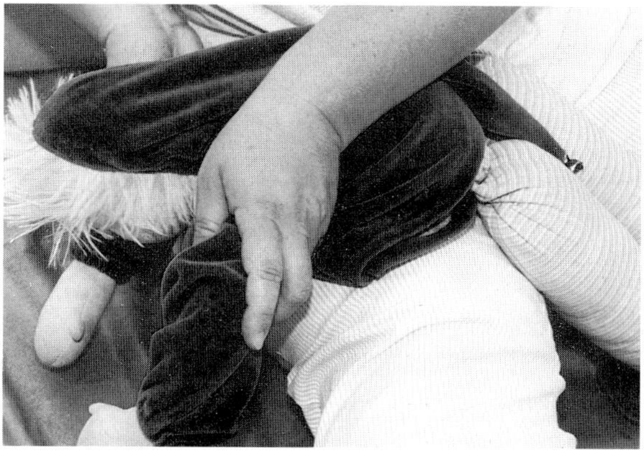

Abb. 151

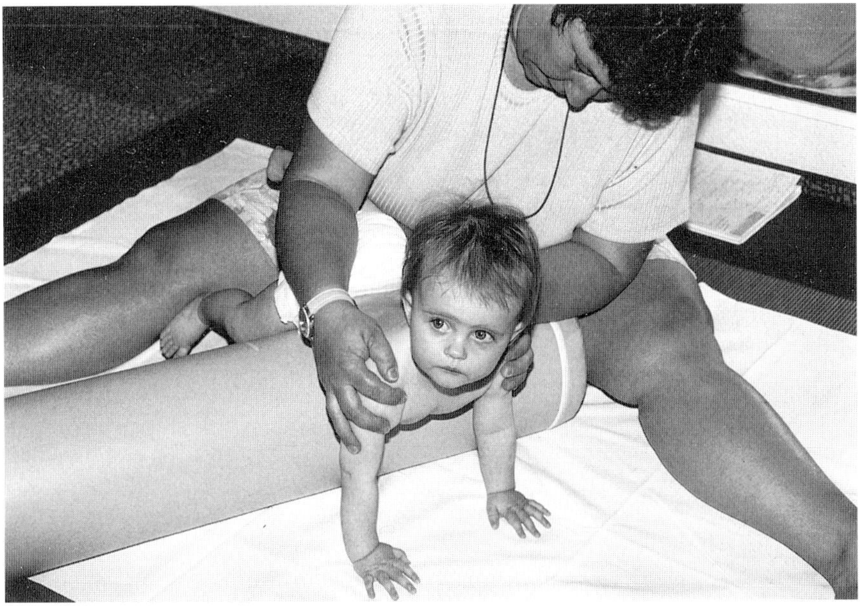

Abb. 152

Der Therapeut verlagert sein Körpergewicht nach rechts und links, so daß das Gewicht auf den Händen des Kindes wechselt. Dies ist jeweils ein anderer Stimulus für die Sensibilität. Durch die andere Druckempfindung bekommt das Kind unterschiedliche Reize. Zusätzlich läßt sich auch noch die Unterlage verändern z. B. Matte, Teppich, Sand, Kunstrasen usw. Der Rückweg wird langsam angebahnt, indem der Therapeut in die Bewegung mit dem Kind zurückgeht, bis es sich wieder in Bauchlage befindet.

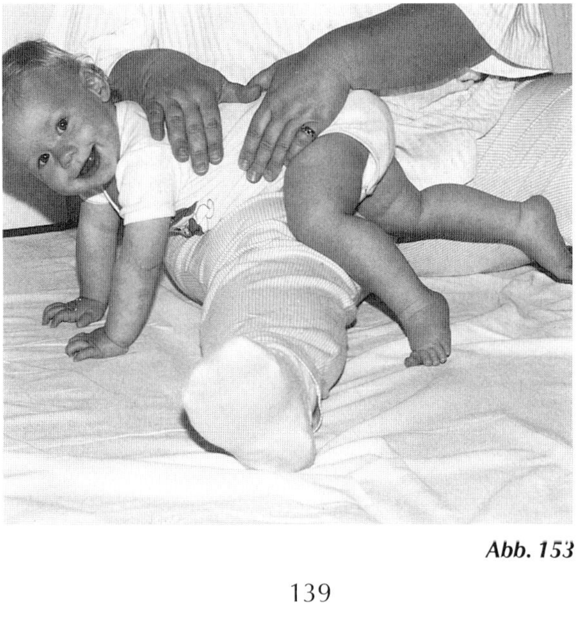

Abb. 153

Von der Bauchlage in den Sitz

Ausgangsstellung Der Therapeut sitzt stabil angelehnt im Langsitz auf dem Boden. Er hat die Beine übereinander geschlagen. Das Kind liegt quer in Bauchlage auf seinem obenliegenden Bein (*Abb. 154*).

Physiologisches Alter Die Bewegungsfolge von der Bauchlage über die Seitlage bis in den Sitz kann physiologisch zwischen dem 7. und 8. Monat gebahnt werden (*Abb. 155–156*).

Schlüsselpunkt Der Therapeut wählt die Schlüsselpunkte körpernahe Schulter und körperferne Hüfte. Durch das Greifen der Schlüsselpunkte soll sich eine diagonale Spannung ergeben.

Ausführung In der Bauchlage wird eine Gewichtsverlagerung zum Therapeuten durchgeführt. Der Kopf stellt sich so ein, daß das Kind in den Raum sieht. Dann hilft der Therapeut dem Kind, sich weiter in die Seitlage zu drehen (*Abb. 154*). Das Kind soll sich wieder neu einstellen. Jetzt wird das obenliegende Therapeutenbein weiter an-

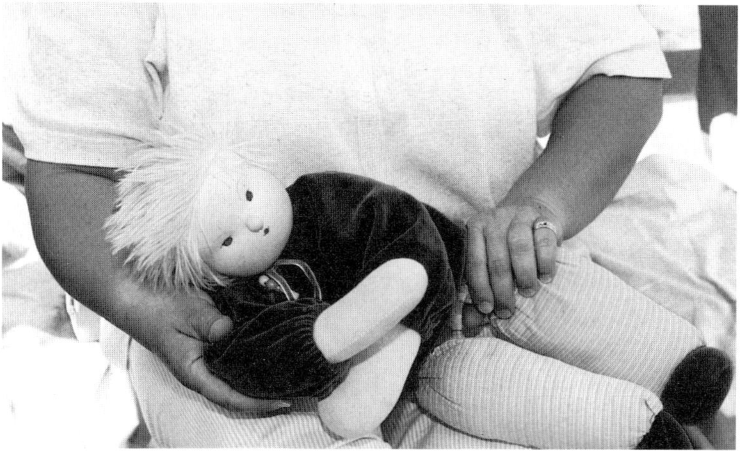

Abb. 154

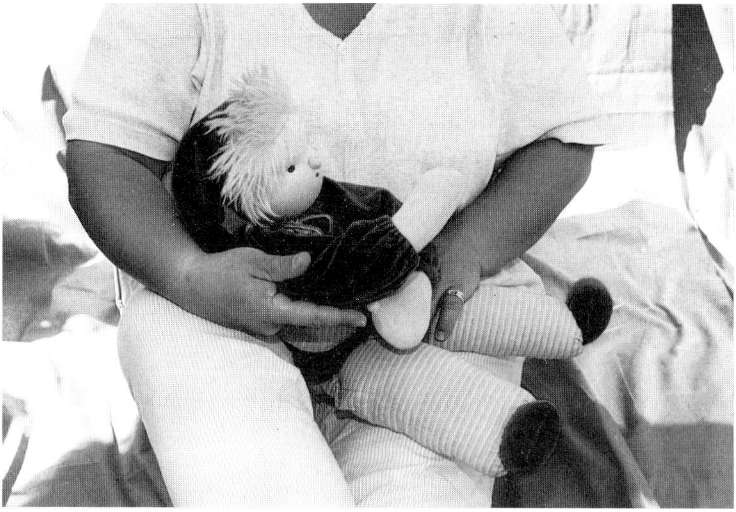

Abb. 155

gehoben, und der Rumpf des Kindes rotiert, so daß das Kind in den Sitz kommt (*Abb. 155 + 156*). Das Therapeutenbein dient als Rückenstütze und kann individuell eingesetzt werden. Die »Rückenstütze« sollte nur so intensiv gebraucht werden, wie es das Kind zum Halt benötigt. Wenn das Kind sitzt, wird sein Körpergewicht verteilt, so daß es wieder einen symmetrischen Rumpf zeigt (*Abb. 157–159*). Der Rückweg verläuft in einzelnen Schritten vom Sitz über die Seitlage in die Bauchlage.

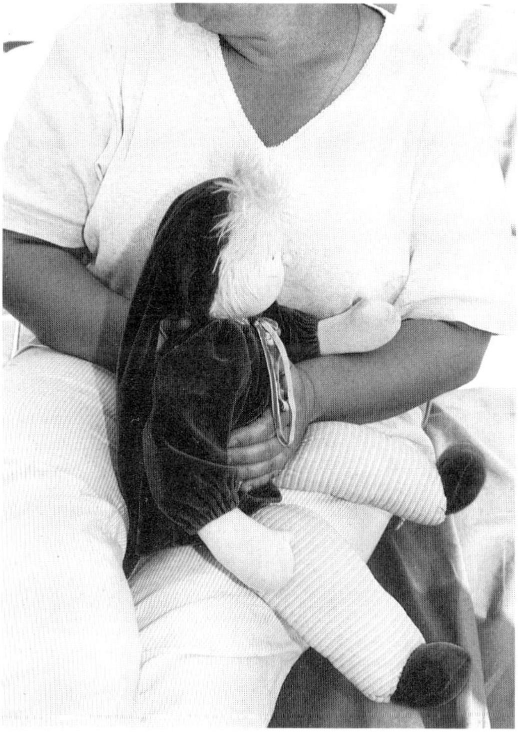

Abb. 156

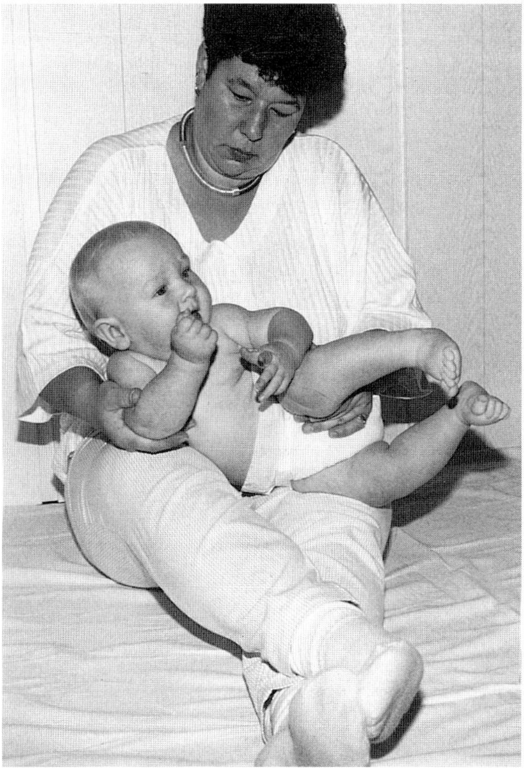

Abb. 157

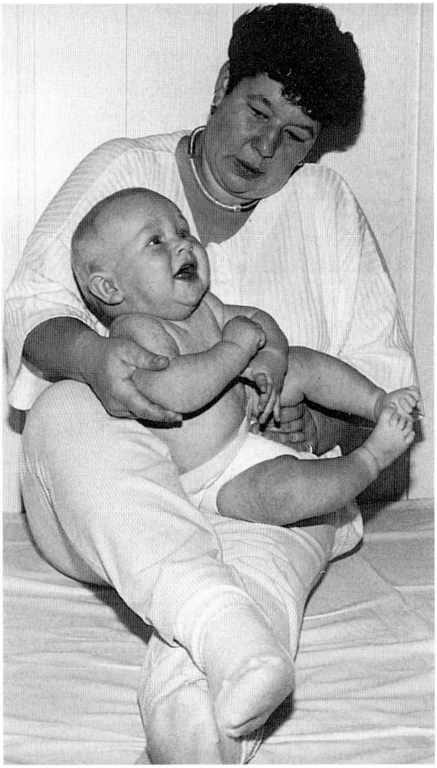

Abb. 158

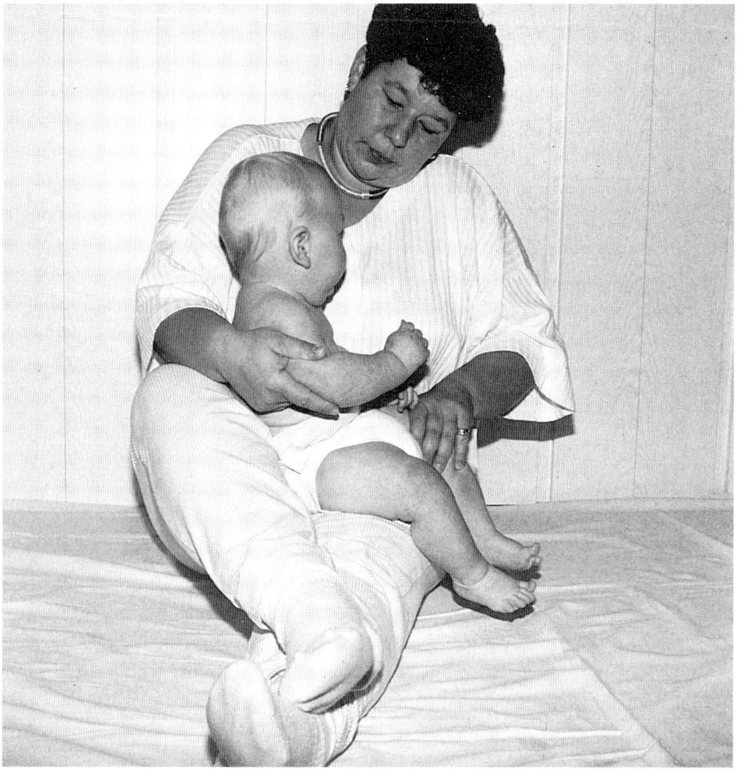

Abb. 159

Erarbeiten der Rumpfstabilität im Sitz

Ausgangsstellung

Der Therapeut sitzt im Langsitz und hat die Beine übereinander geschlagen. Das Kind sitzt mit dem Rücken zum obenliegenden Bein des Therapeuten. Dieses Bein kann der Therapeut als Rückenstütze einsetzen.

Physiologisches Alter

Das Kind sollte im Alter von 9 bis 10 Monaten sein.

Schlüsselpunkt Der Therapeut wählt die Schlüsselpunkte Rumpf ventral-dorsal, wenn das Kind wenig Rumpfstabilität besitzt (*Abb. 160*), oder den Schlüsselpunkt Schultern beidseits (*Abb. 161*). Sollte das Kind schon eine gute Rumpfstabilität besitzen, kann der Therapeut auch die Schlüsselpunkte Ellbogen beidseits (*Abb. 162*) wählen.

Ausführung Der Therapeut wählt seine Schlüsselpunkte. Dann führt er eine Gewichtsverlagerung zu sich hin durch. Das ist die stabile Seite des Kindes. Wenn das Kind den Kopf und den Rumpf eingestellt hat, wird eine Lateralflexion zum Raum hin durchgeführt. Diese Seite wird verkürzt. Das Kind stellt sich neu ein.

Unterstützend kann ein Spiegel vor dem Kind aufgestellt werden. So kann es sich ansehen. Außerdem dient dieser auch als Kontrolle für den Therapeuten.

Der Rückweg erfolgt, indem die Lateralflexion aufgelöst wird. Das Kind stellt sich neu ein. Das Gewicht wird neu verteilt.

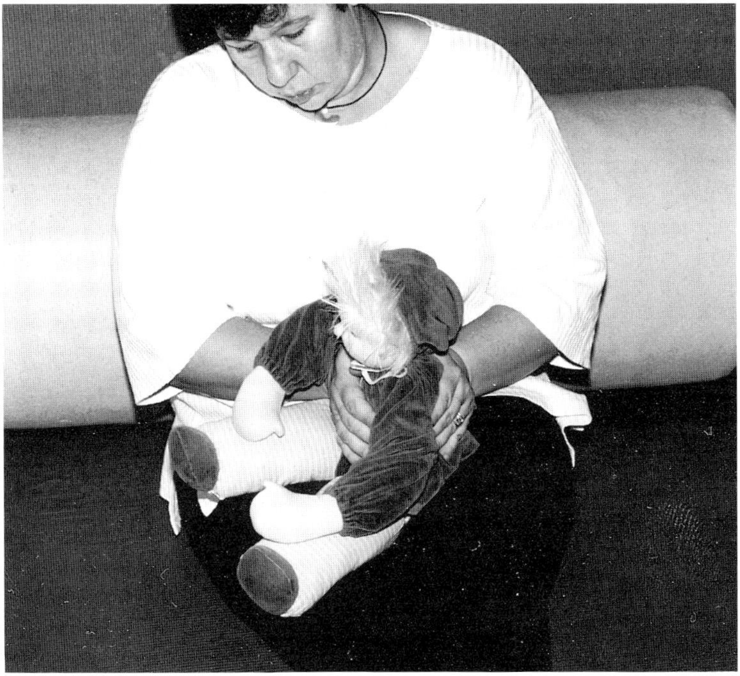

Abb. 160

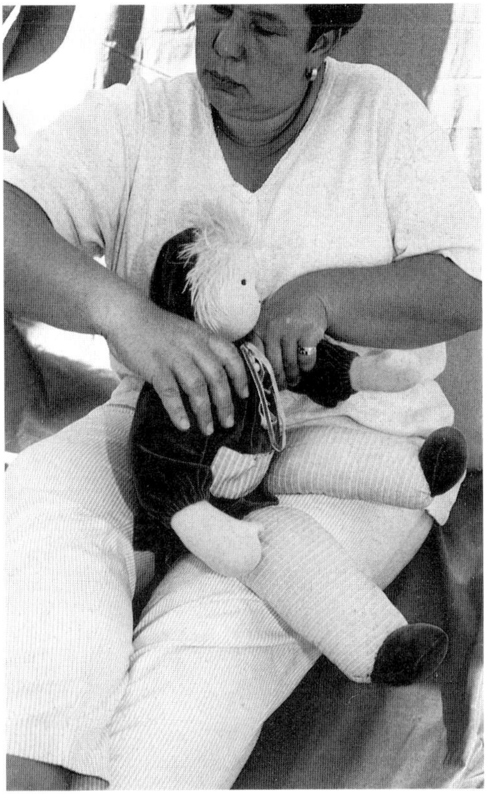

Abb. 161

Abb. 162

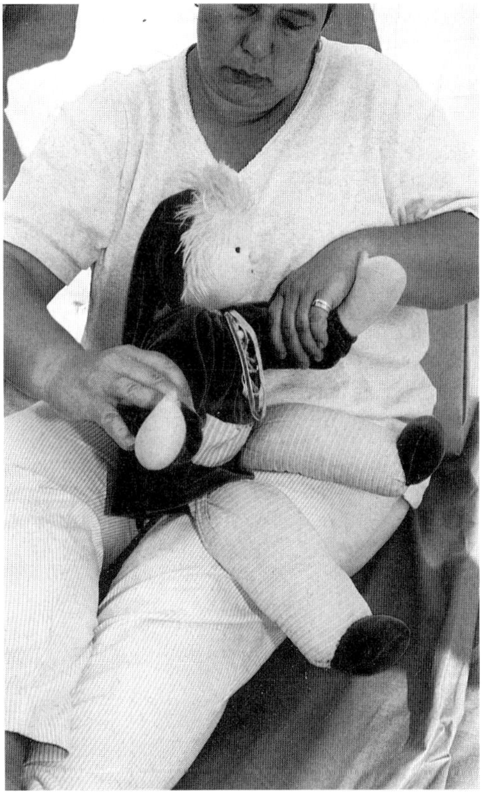

Erarbeiten der seitlichen Gewichtsverlagerung im Sitz

Ausgangsstellung Der Therapeut sitzt im Langsitz und hat die Beine übereinander geschlagen. Das Kind sitzt mit dem Rücken zum Therapeuten. Die Belastung ist symmetrisch verteilt. Die mobilwerdende Seite des Kindes liegt auf dem oberen Bein des Therapeuten (*Abb. 163*).

Physiologisches Alter Die seitliche Gewichtsverlagerung im Sitz ist im Alter von ca. 8 bis 9 Monaten zu üben.

Schlüsselpunkt Der Therapeut wählt den Schlüsselpunkt Rumpf ventral-dorsal oder Schultern beidseits. Dies ist abhängig von der Rumpfstabilität des Kindes (*Abb. 164*).

Ausführung Der Therapeut greift die Schlüsselpunkte und führt mit dem Kind eine Gewichtsverlagerung zu einer Seite durch. Dies wird die stabile Seite. Das Kind stellt den Kopf und den Rumpf ein. Dann wird an der mobilen Seite eine Lateralflexion durchgeführt. Der Kopf und der Rumpf stellen sich erneut ein.

Um den Rückweg einzuleiten, wird erst die Lateralflexion aufgelöst. Das Kind folgt der Bewegung, bis es in den symmetrisch belasteten Sitz kommt.

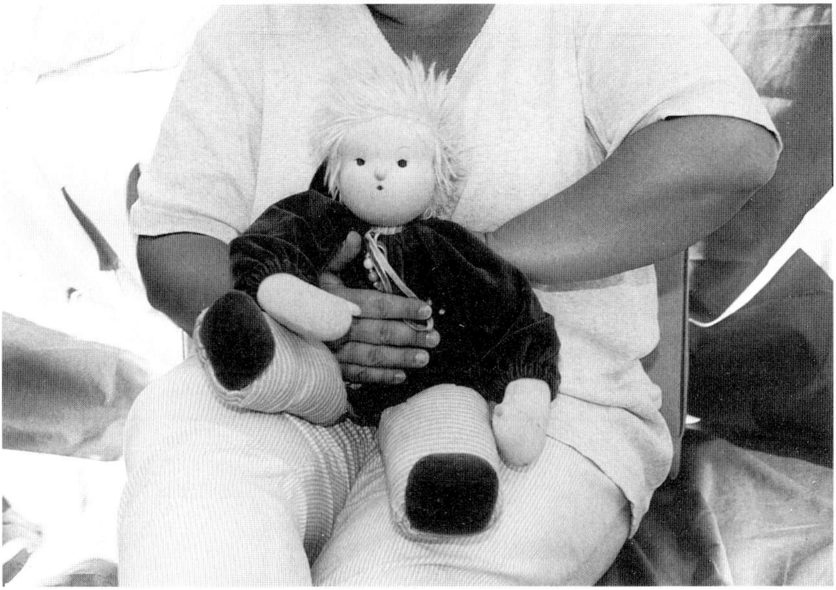

Abb. 163

Abb. 164

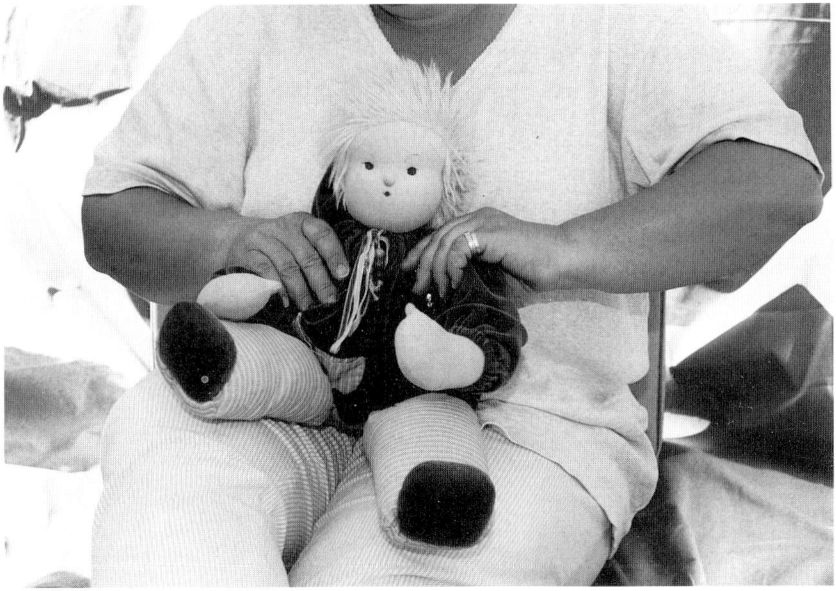

Erarbeiten der Rotation im Sitz

Ausgangsstellung Der Therapeut sitzt im Langsitz und hat die Beine übereinander geschlagen. Das Kind sitzt mit dem Rücken zum Therapeuten. Die mobilwerdende Seite des Kindes liegt auf dem oberen Bein des Therapeuten (*Abb. 165*).

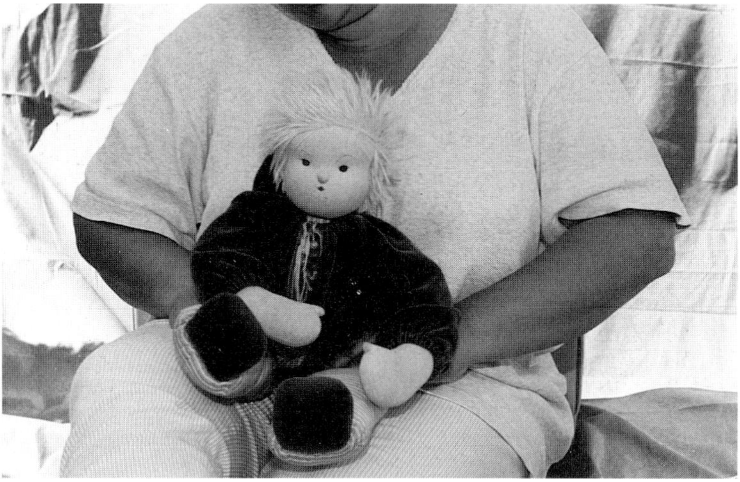

Abb. 165

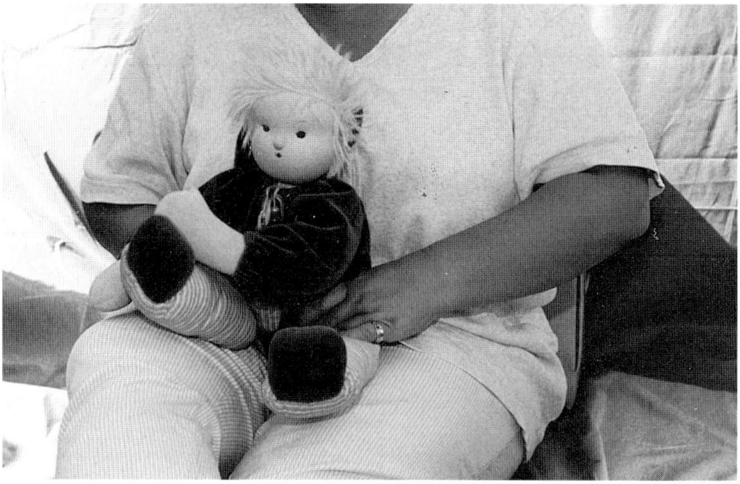

Abb. 166

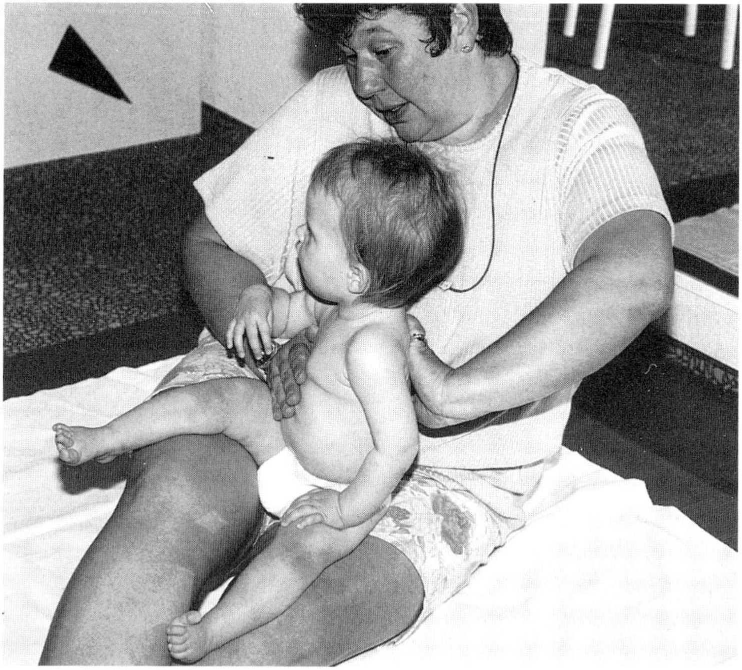

Abb. 167

Physiologisches Alter

Die Rotation im Sitz kann ab dem 9. Monat beübt werden.

Schlüsselpunkt

Der Therapeut wählt den Schlüsselpunkt Becken beidseits oder Rumpf ventral-dorsal oder Schultern beidseits. Dies muß individuell auf das Kind abgestimmt werden.

Ausführung

Der Therapeut verlagert gleichzeitig mit dem Kind sein Gewicht zu einer Seite. Die stabile Seite wird damit festgelegt. Das Kind soll die Bewegung übernehmen (*Abb. 166*). Es dreht den Kopf und den Rumpf zur mobilen Seite. Dann folgt eine weiterführende Rotation des Rumpfes zur mobilen Seite. Erneut stellt sich das Kind ein (*Abb. 167*).
Der Rückweg wird wieder in zwei Schritte unterteilt, indem zuerst die Rotation aufgelöst wird, und dann das Kind wieder in den Sitz kommt.

Erarbeiten des Fußstützes aus dem Vierfüßlerstand mit dissoziierter Hüftgelenkstellung

Ausgangsstellung Der Therapeut sitzt im Grätschsitz. Das Kind liegt im Vierfüßlerstand quer über einem Oberschenkel des Therapeuten. Der Kopf des Kindes zeigt in den Raum (*Abb. 168, 169*).

Physiologisches Alter Um diese Übung durchzuführen, sollte das Kind 9 Monate alt sein.

Schlüsselpunkt Der Therapeut wählt die Schlüsselpunkte körpernahes Knie und körperfernes Knie oder körpernahe Hüfte und körperferne Hüfte.

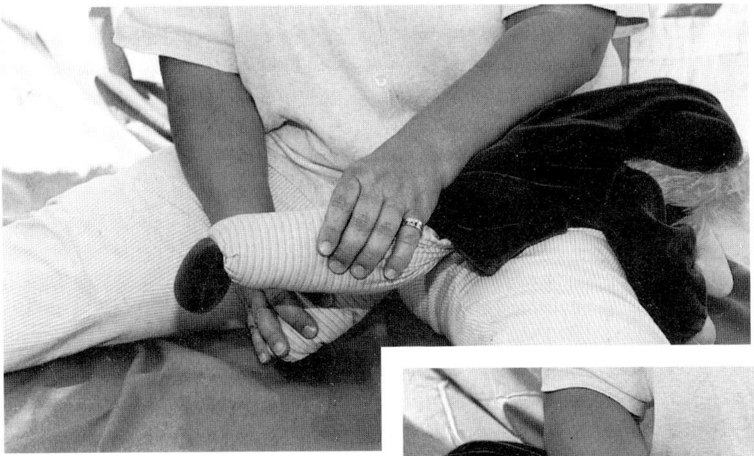

Abb. 168

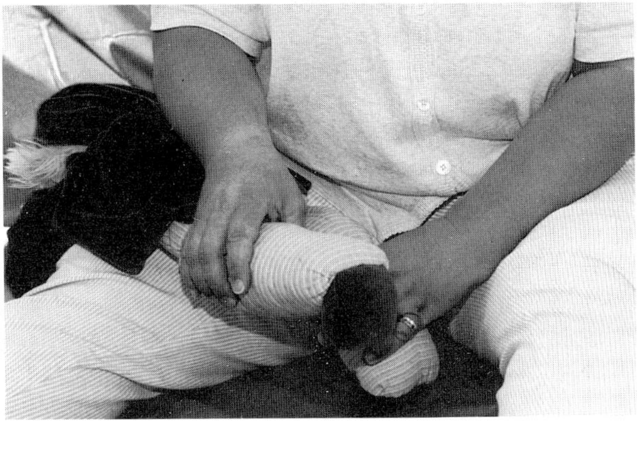

Abb. 169

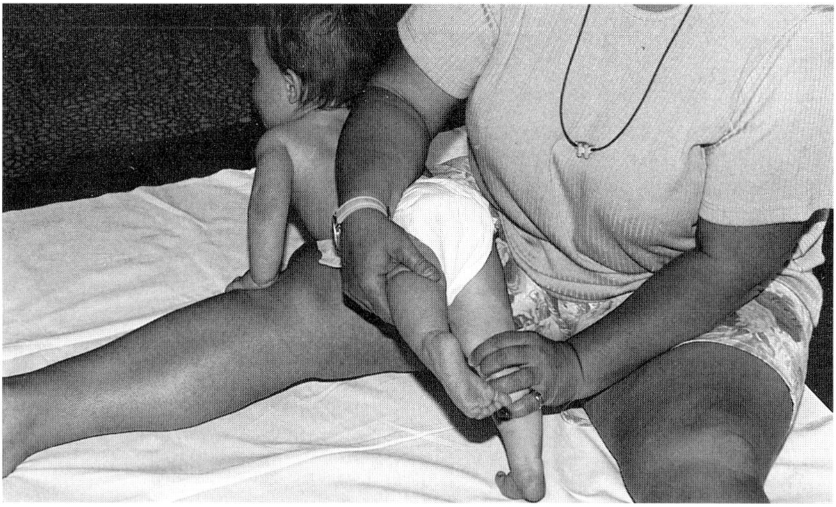

Abb. 170

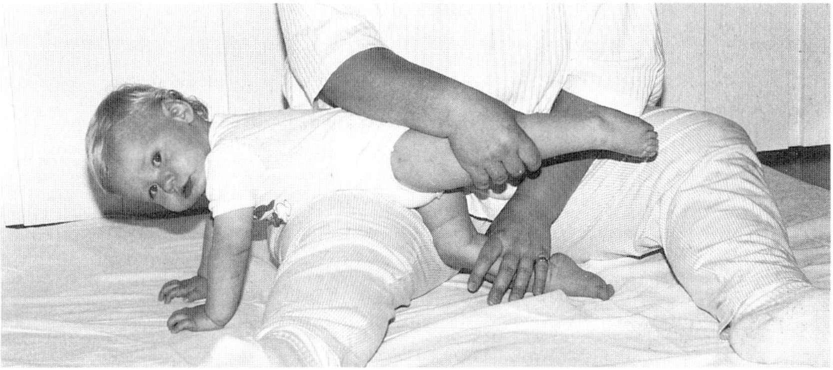

Abb. 171

Ausführung

Der Therapeut wählt seine Schlüsselpunkte und hebt das körperferne Bein an. So ergibt sich ein aufgebrochenes Muster. Dann verlagert der Therapeut das Gewicht des Kindes kopfwärts. Das Kind sollte sich auf seine Hände stützen (*Abb. 170*). Dann wird das Körpergewicht des Kindes fußwärts verlagert. In Hüft- und Kniegelenk des aufgestellten Beines finden Rotationsbewegungen statt. Das Kind sollte die Bewegung von kranial nach kaudal übernehmen. Beim Beüben des anderen Beines wird das Kind auf den anderen Oberschenkel des Therapeuten gelegt (*Abb. 171*).

Erarbeiten des Fußstützes im Sitz

Ausgangsstellung Der Therapeut sitzt im Grätschsitz. Das Kind sitzt im Reitersitz auf dem Oberschenkel des Therapeuten. Der Oberkörper des Kindes kann bei Bedarf beim Therapeuten angelehnt werden.

Physiologisches Alter Das Kind sollte ca. 9 bis 10 Monate alt sein.

Schlüsselpunkt Der Therapeut wählt die Schlüsselpunkte Schulter beidseits, Knie beidseits oder Becken beidseits (*Abb. 172, 173*). Die Wahl der Schlüsselpunkte muß individuell auf das Kind abgestimmt sein. Je näher die Schlüsselpunkte am Rumpf liegen, desto mehr Stabilität wird dem Kind gegeben.

Ausführung Der Therapeut führt gleichzeitig mit dem Kind eine Gewichtsverlagerung zu einer Seite aus. Damit ist die stabile Seite festgelegt. An dieser Seite wird der Therapeut von dem gewähltem Schlüsselpunkt Druck in Richtung Boden geben. Das Kind stellt sich ein.

Abb. 172

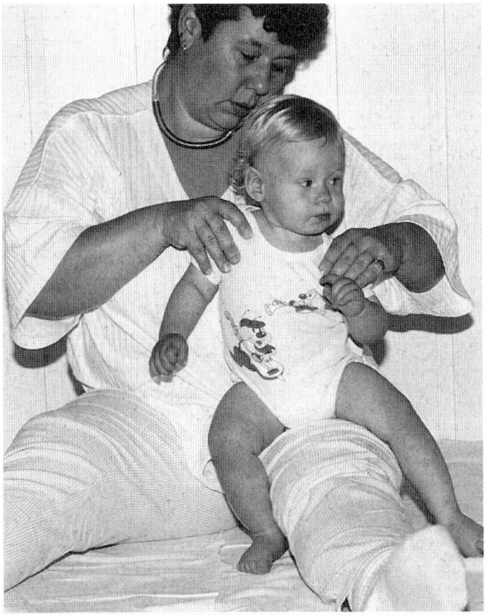

Abb. 173

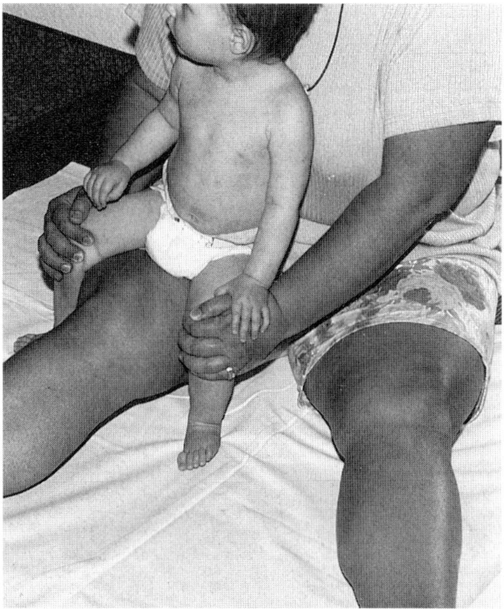

Dann werden der Kopf und der Rumpf zur mobilen Seite gedreht.
Der Therapeut leitet die Bewegung von der mobilen Seite in die Rotation (*Abb. 174, 175*).
Der Rückweg teilt sich in einzelne Sequenzen auf. Zuerst wird die Rotation aufgelöst. Das Kind muß dies übernehmen. Dann wird der Druck von der stabilen Seite genommen. Das Gewicht verteilt sich, so daß das Kind wieder in seiner Ausgangsposition sitzt.

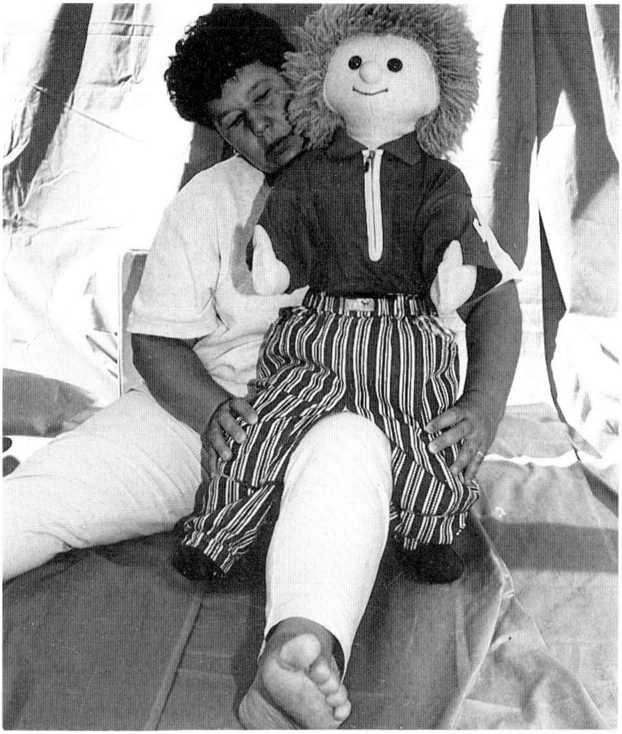

Abb. 174

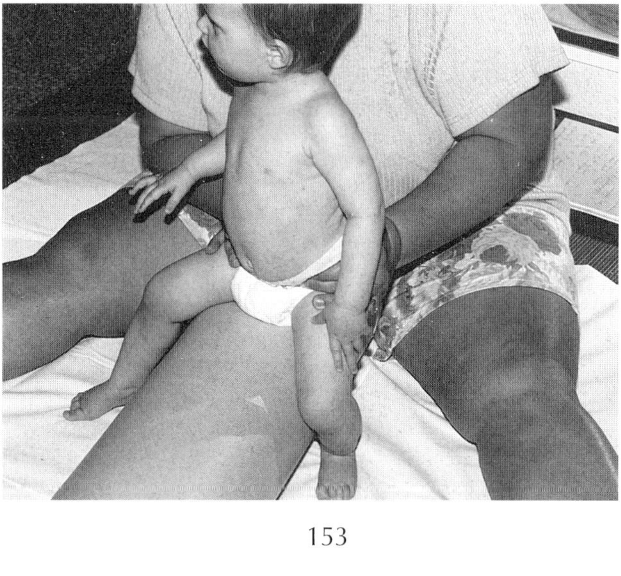

Abb. 175

Erarbeiten des Fußstützes mit Rotation

Ausgangsstellung Der Therapeut sitzt im Grätschsitz. Das Kind sitzt im Reitersitz auf dem Oberschenkel des Therapeuten. Der Oberkörper des Kindes kann bei Bedarf beim Therapeuten angelehnt werden (*Abb. 176*).

Physiologisches Alter Das Kind ist zwischen 9 und 10 Monate alt.

Schlüsselpunkt Der Therapeut faßt mit seiner Hand quer über den Thorax bis an die Schulter oder an den Ellbogen des Kindes (*Abb. 177*). Dieses ist die mobile Seite, d. h. die Bewegung wird von hier ausgeführt. Die andere Therapeutenhand greift das Knie des Kindes. Das ist die stabile Seite.

Ausführung Der Therapeut führt eine Gewichtsverlagerung nach außen gleichzeitig mit dem Kind durch. Somit ist die stabile Seite des Kindes festgelegt. Der Therapeut gibt Druck an dem Schlüsselpunkt Richtung Boden. Das Kind stellt sich ein.

Dann wird eine Rotation mit dem Oberkörper des Kindes zur stabilen Seite ausgeführt (*Abb. 180*).

Dies sollte spielerisch gestaltet werden, indem man z. B. eine Kiste von der einen zur anderen Seite ein- bzw. auspacken läßt.

Beim Rückweg ist darauf zu achten, daß erst die Rotation aufgelöst wird. Das Kind sollte sich neu einstellen. Dann wird die Verkürzung des Rumpfes aufgelöst. Erst dann folgt das Kind wieder in die Mitte.

Der Therapeut sollte beide Seiten des Kindes beüben. Dazu wird das Kind auf das andere Bein des Therapeuten gesetzt.

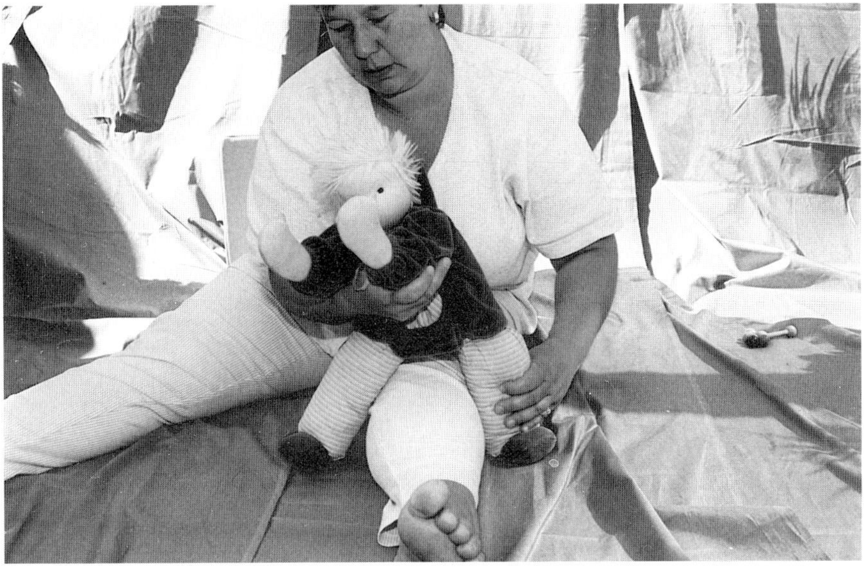

Abb. 176

Abb. 177

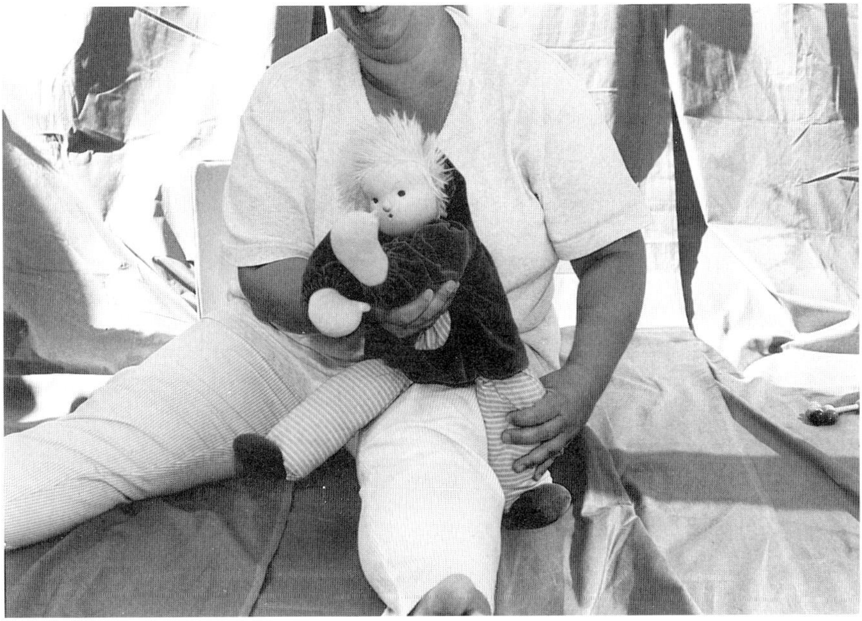

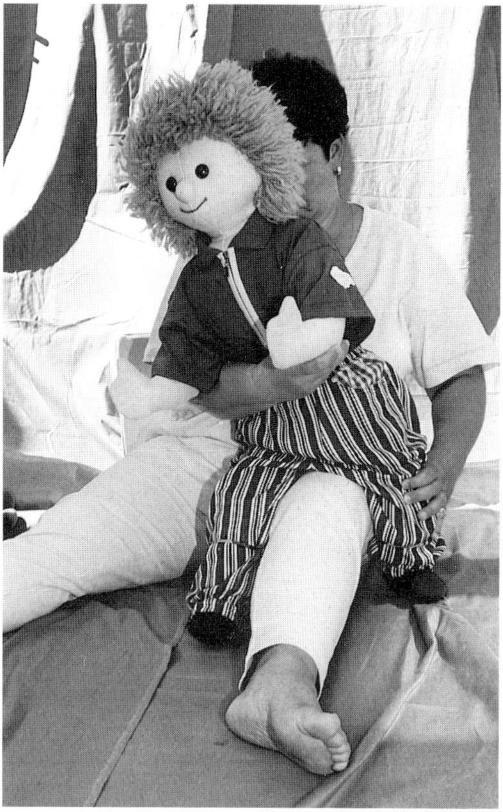

Abb. 178

Abb. 179

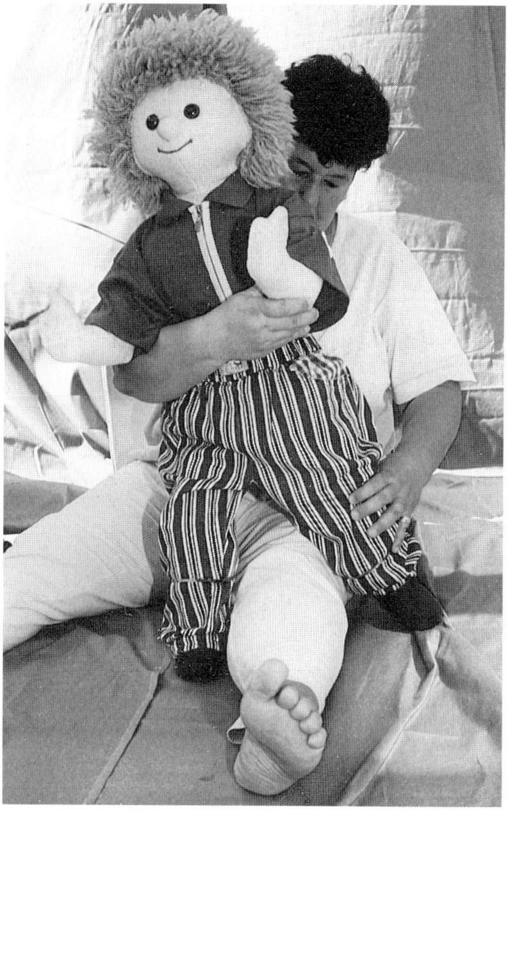

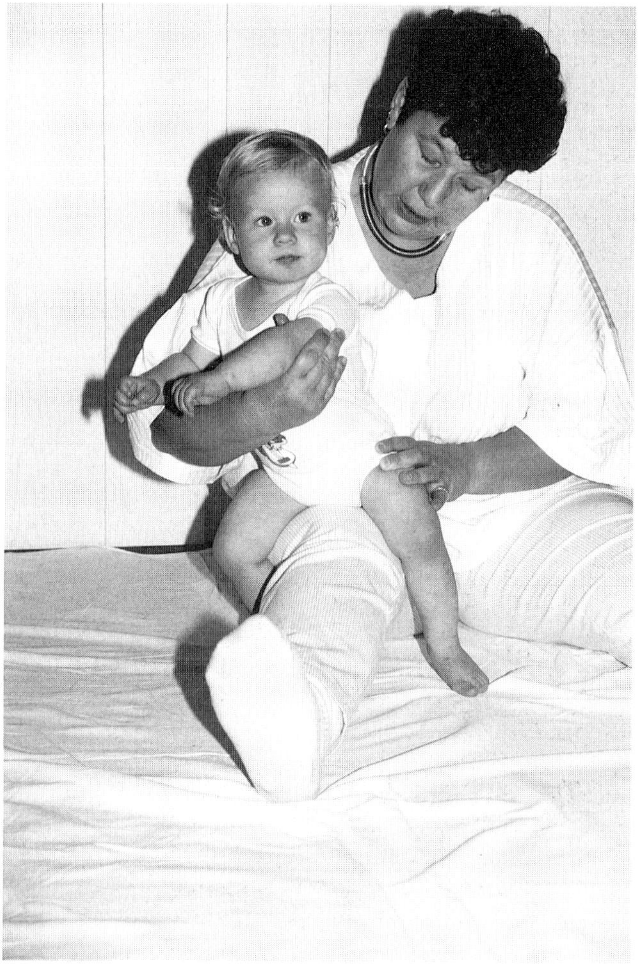

Abb. 180

Vom Kniestand über den halben Kniestand in den Stand und zurück

Ausgangsstellung Das Kind befindet sich kniend vor einer Kiste oder einem kleinen Tisch. Es sollte zu seiner Motivation ein Spielzeug auf der Kiste vor sich haben. Der Therapeut sitzt im Grätschsitz hinter oder vor dem Kind (*Abb. 181, 182*).

Physiologisches Alter Das Kind ist zwischen 11 und 12 Monaten alt.

Schlüsselpunkt Der Therapeut wählt die Schlüsselpunkte Becken beidseits, oder Becken und Knie.
Wenn der Therapeut auf der anderen Tischseite sitzt, kann er die Bewegung auch von vorne über die Schlüsselpunkte Schultern beidseits oder stabile Schulter und mobiler Ellbogen bahnen.

Ausführung Der Therapeut führt eine Gewichtsverlagerung zur Seite durch. Diese Körperhälfte ist die stabile Seite. Das Kind stellt den Kopf und den Rumpf ein.
Dann bringt er die andere Seite vom Becken aus nach vorne, so daß das Kind sein Bein selbstständig nach vorne aufstellt. Jetzt leitet der Therapeut an dem stabilen Sitzbein die Bewegung nach kranial ein. Das Kind kommt in den Stand. Dort verteilt es erneut sein Gewicht auf beide Beine (*Abb. 184, 185*).
Um den Rückweg einzuleiten, wird erst das Gewicht zur Seite verlagert. So steht die stabile Seite fest. Dann faßt der Therapeut das mobile Knie und bringt dieses über die Kniebeugung zurück in den halben Kniestand. Das stabile Bein folgt der Bewegung. Dort wird das Gewicht verteilt (*Abb. 186–189*), so daß das Kind wieder symmetrisch ist.
Jetzt wird das Gewicht auf die stabile Seite verlagert. Der Therapeut gibt deutlich Druck auf diese Seite, so daß das Kind seine Auflagefläche spürt. Über den Schlüsselpunkt mobiles Knie wird

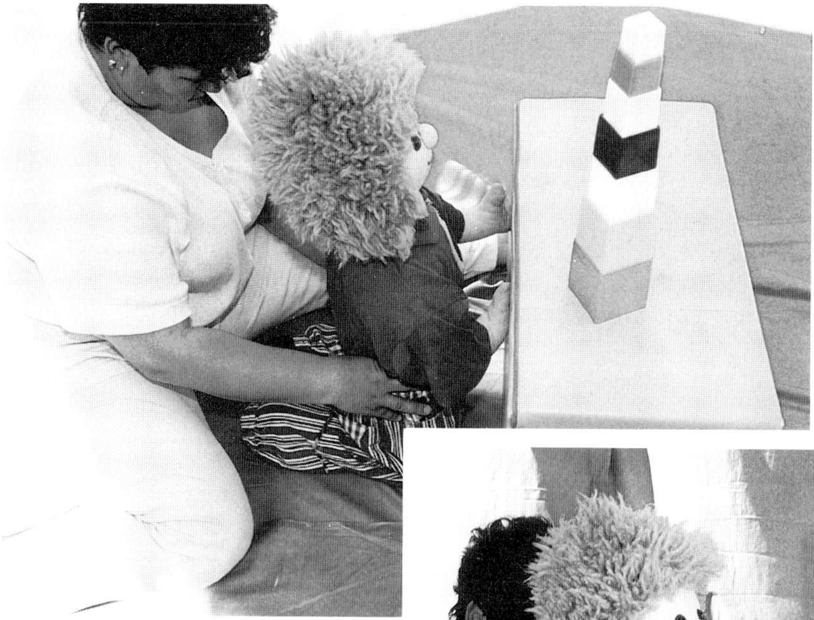

Abb. 182

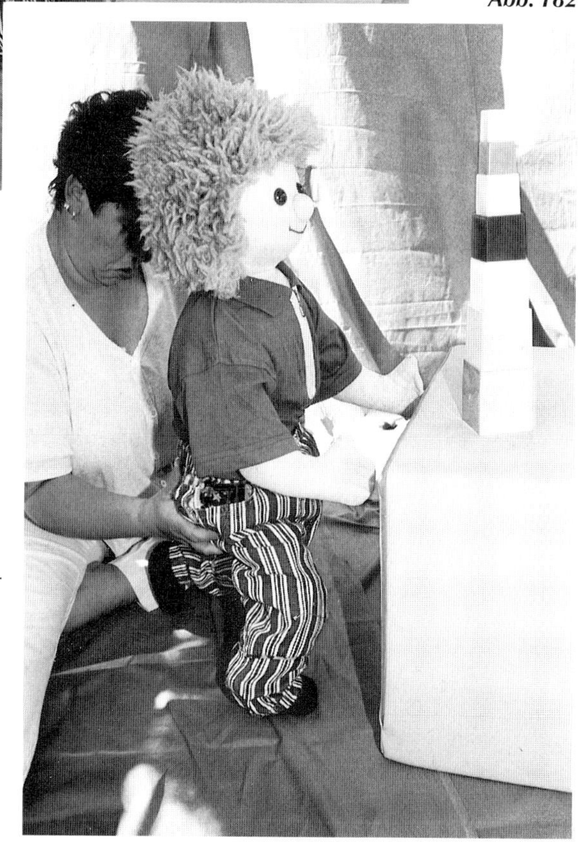

Abb. 181

das Bein nach hinten gebracht; damit befindet sich das Kind nun im Kniestand.
Vom Kniestand hat das Kind die Möglichkeit, wieder in den Vierfüßlerstand, Seitsitz oder in den Fersensitz zu kommen. Manche Kinder bewegen sich im Kniegang vorwärts.
Eine andere Möglichkeit wäre, aus dem Stand über die Hüftbeugung sich auf das Gesäß fallen zu lassen (*Abb. 190*), wodurch das Kind in den Langsitz gelangt.

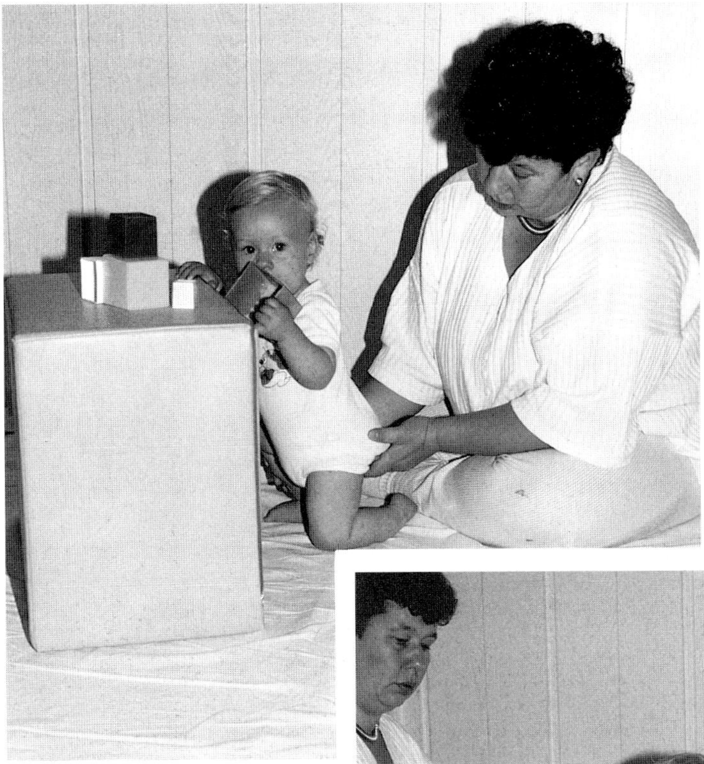

Abb. 183

Abb. 184

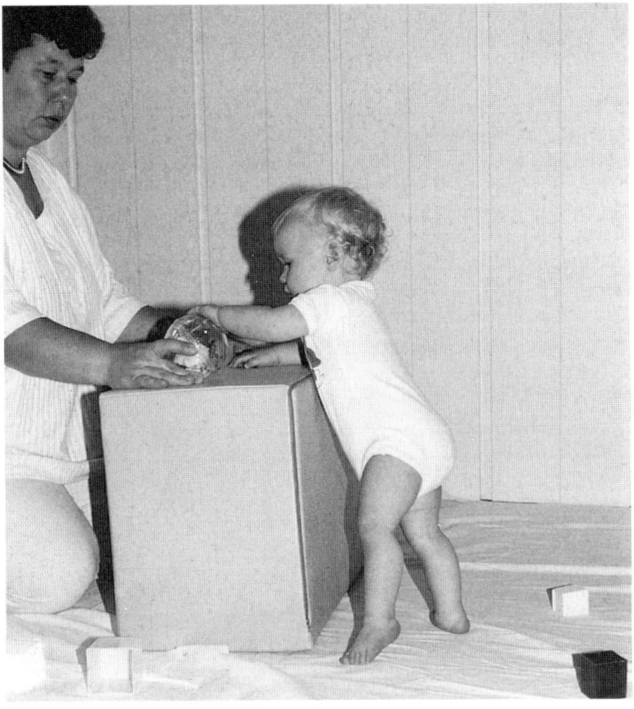

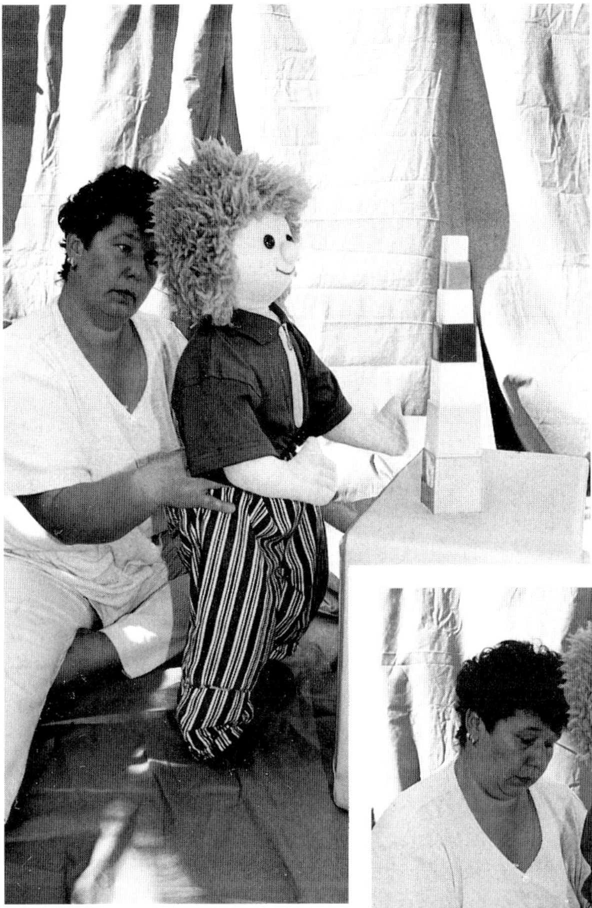

Abb. 185

Abb. 186

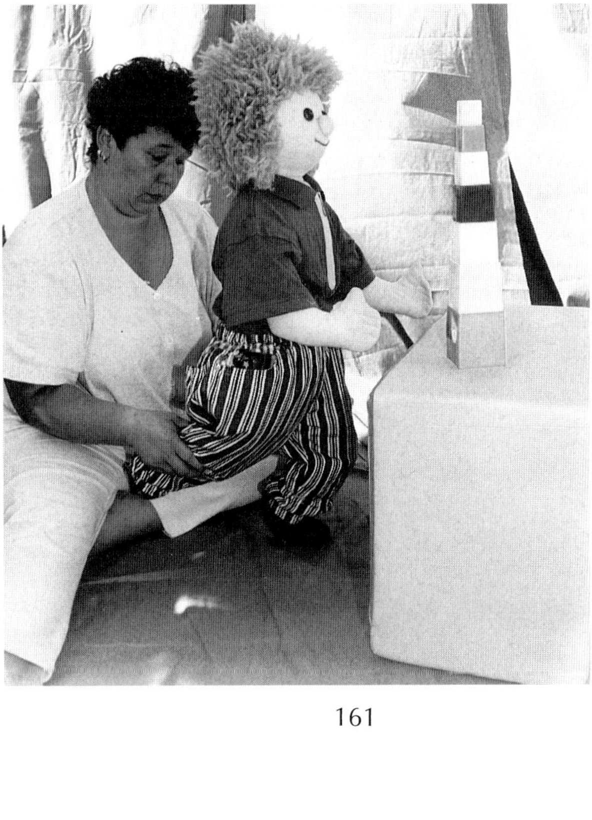

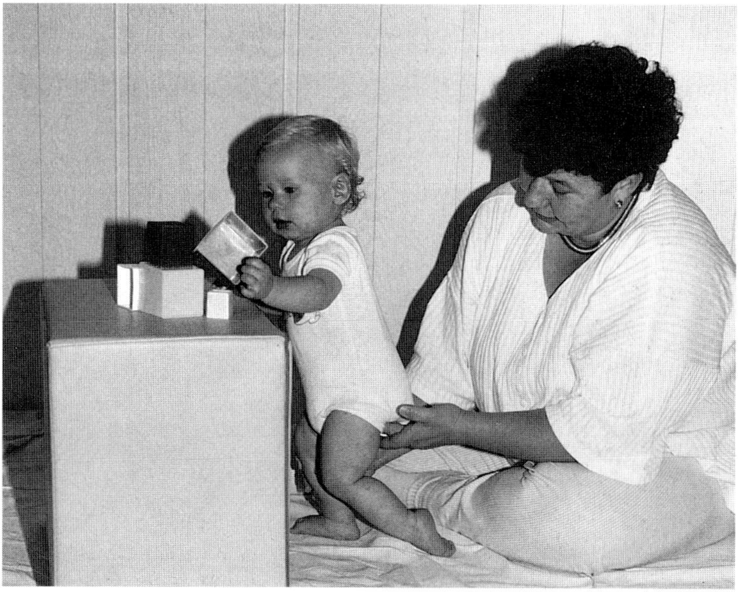

Abb. 187

Abb. 188

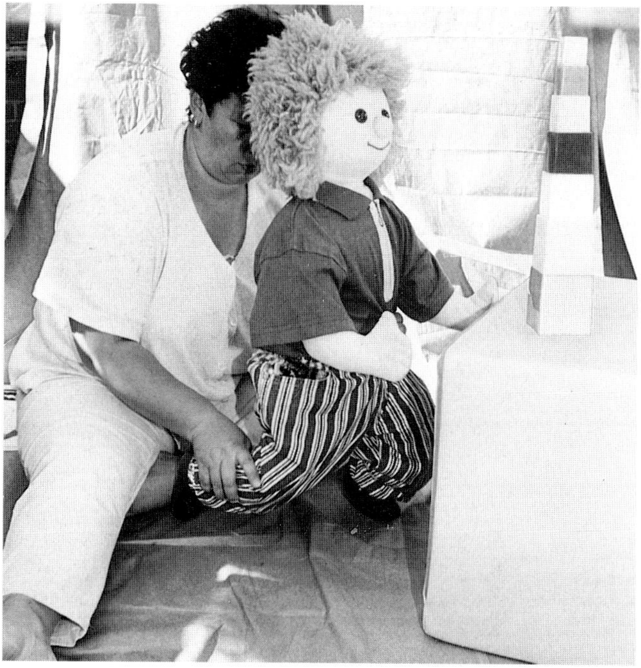

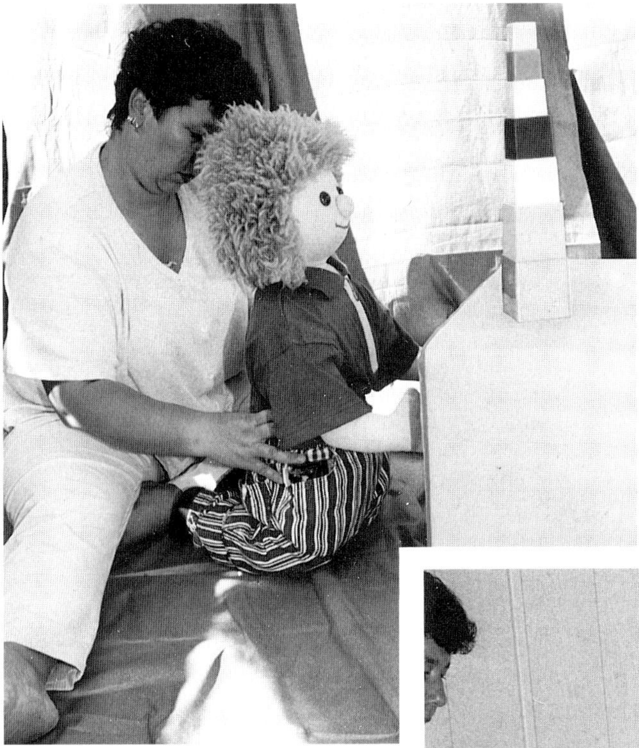

Abb. 189

Abb. 190

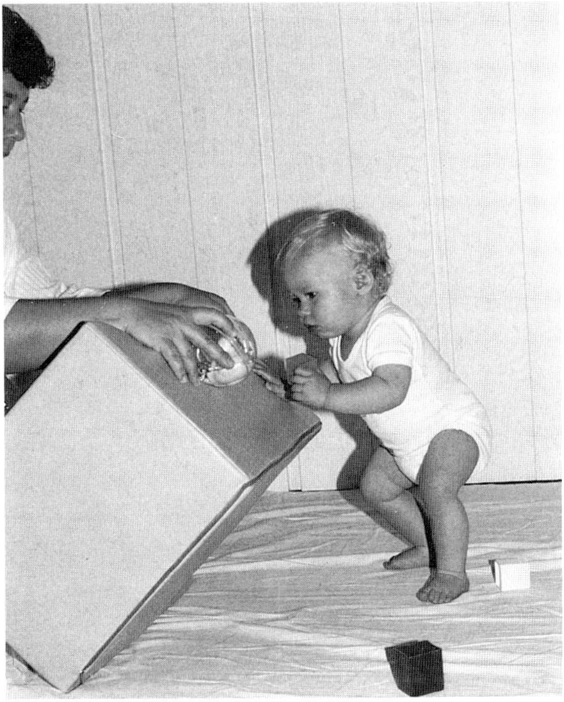

GLOSSAR

Abduktion	Abziehen; Wegführen von der Medianebene z. B. Heben des Armes nach außen.
Adduktion	Heranführen eines Gliedes zur Mittellinie des Körpers.
aktiv sitzen	Das Kind kann sich selbstständig, ohne Hilfe, hinsetzen.
alternierend	abwechselnd.
Anamnese	Krankengeschichte: Art, Beginn, Verlauf der aktuellen Beschwerden, welche im Gespräch mit Kranken oder Angehörigen erfragt werden.
Apathie	Teilnahmslosigkeit; Leidenschaftslosigkeit.
Apgar-Werte	Punkteschema für die Zustandsdiagnostik eines Neugeborenen unmittelbar nach der Geburt (in der 1. Minute; nach 5 Min. und nach 10 Min. werden A=Atmung, P=Puls, G=Grundtonus, A=Aussehen, R=Reflexe) geprüft.
asymmetrische Haltung	ungerade Haltung; Aus der Mitte heraus eingenommene Haltung.
aufgebrochenes Muster	Ein Bein ist in der Hüfte und im Kniegelenk gebeugt, das andere Bein ist in Hüfte und Knie gestreckt (Spielbein und Standbein). Tonusregulierende Position.
Auflagefläche	Der Untergrund / Boden, auf dem der Körper aufliegt.
Außenrotation	Eine nach außen geführte Drehung von Arm und Bein.
Balance	Gleichgewicht halten.
Bärenstand	Position, in der man auf beiden Füßen und Händen steht.
Beugetonus	Anspannung eines Muskels oder Muskelgruppe in die Beugung.
Bewegungskomponenten	Aus einzelnen Bewegungen und Bewegungsabschnitten zusammengesetzt.

Blickkontakt Einem anderen Menschen mit einem klaren, wachen Blick in die Augen zu sehen und dies erwidert zu bekommen.

Bobathrolle Dicke Rolle (Durchmesser ca. 30 – 60 cm).

diagonal quer verlaufend.

dorsal/kaudal nach hinten; hinten gelegen / nach unten; unten gelegen.

Dorsalflexion Heben von Hand und Fuß.

Elevation Heben des Armes nach oben.

empirisch erfahrungsgemäß; aus Beobachtung und Versuch gewonnen.

en bloc ohne Gegendrehung zwischen zwei Körperteilen, z. B. beim Drehen von der Rückenlage in die Bauchlage findet keine Gegendrehung von Schulter und Becken statt.

Ergotherapeuten Zusammenfassung von Beschäftigungstherapeuten und Arbeitstherapeuten.

Extension Streckung.

Extremitäten Gliedmaßen, z. B. Arme und Beine.

Fazilitation Bahnung.

Fersensitz Die Beine sind in Hüfte und maximal im Knie gebeugt; die Füße befinden sich mit dem Fußrücken auf dem Boden. Die Großzehen sind zueinander hin gewendet. Der Oberkörper ist aufgerichtet.

Fixation Befestigung.

Flexion Beugung.

fremdeln Reaktion des Säuglings auf fremde Personen. Sie tritt zwischen dem 4. – 5. Monat und/oder 6. – 8. Monat auf. Das Baby äußert dies durch Abwendung und Angst.

Froschhaltung Das Kind liegt in der Bauchlage. Die Hüften sind abgespreizt und nach außen gedreht. Die Kniee liegen in Beugung. Die Fußinnenkanten liegt auf der Unterlage.

Frustration Erlebnis oder enttäuschte Erwartung. Diese kann durch äußere oder innere Faktoren bedingt sein.

gehemmte Position In dieser Ausgangsstellung kann es nicht zu einer erhöhten Muskelanspannung kommen.

Genetik (genetisch) Wissenschaft von Grundlagen und Gesetzmäßigkeiten der Vererbung.

Gleichgewichtsreaktion Der Körper, der aus dem Gleichgewicht gebracht wurde (z. B. stolpern), stellt sich erneut ein. Das heißt, alle Körperteile stellen sich zueinander und im Raum erneut ein.

Grätschsitz Siehe Langsitz, nur die Hüftgelenke sind zusätzlich abgespreizt.

halber Kniestand Der Oberkörper ist aufgerichtet. Ein Bein ist in der Hüfte und im Knie gebeugt und vor dem Körper aufgestellt (mobiles Bein). Das andere Bein befindet sich in Hüftstreckung und Kniebeugung, so daß der Unterschenkel aufliegt (stabiles Bein).

Hand-Augen-Koordination Die Augen verfolgen ohne Kopfdrehung das Geschehen der Hände, z. B. der Säugling verfolgt ein Spielzeug von der rechten Körperhälfte über die Mitte bis zur linken Seite.

Hand-Hand-Kontakt Die Hände können in der Mitte zusammengebracht werden.

Hand-Mund-Kontakt Die Hände werden in den Mund genommen, oder das Baby führt gehaltenes Spielzeug in den Mund.

Handwurzelstütz Der Säugling liegt in Bauchlage. Die Arme liegen vor den Schultern. Die Ellbogen sind leicht gebeugt. Die Hände sind geöffnet und die Finger leicht gebeugt. Das Kind stützt sich auf seine Handwurzelknochen.

hemmende Position (siehe gehemmte Position).

Hüftbeugehemmung Die Hüftgelenke können nicht – oder nicht weiter – gebeugt werden.

hyperton zu hohe Muskelspannung.

hypoton zu niedrige Muskelspannung.

Innenrotation Innendrehung.

Integration (integriert) = Einfügung.

ipsilateral auf die gleiche Seite bezogen.

kaudal fußwärts.

Kniestand Ausgangsstellung, in der das Kind kniet. Die Unterschenkel und die Fußrücken liegen auf. Die Hüften und der Oberkörper sind gestreckt.

kognitiv (Kognition) = Erkennen. Begriff aus der Wahrnehmung: Erinnern; Denken.

Kommunizieren Austausch von mindestens 2 Personen, z. B. Sprechen.

Kompensation (kompensieren) = Ausgleich.

kontralateral auf die Gegenseite bezogen.

Kontrakturen Dauerverkürzung eines Muskels. Einschränkung der Gelenkbeweglichkeit.

Koordination Abstimmen und Zusammenwirken von Funktionen.

Kopfkontrolle Die Haltung des Kopfes zum Rumpf und dessen Anpassung bei Lageveränderung.

Kopfstellreaktionen auf den Körper Der Kopf stellt sich zum Körper ein.

Körperbegriff Zuordnung von Körperteilen.

Körpermitte Gefühl, seinen Körpermittelpunkt gefunden zu haben.

körpernahe Hüfte Stellung des Hüftgelenkes zum Therapeuten.

körpernahe Schulter Stellung des Schultergelenkes zum Therapeuten.

Körperschema Vorstellung über die Lage des Körpers, die Fähigkeit vorgegebene Bewegungen nachzumachen. Rechts-Links-Koordination.

krabbeln Fortbewegung im Vierfüßlerstand.

kranial kopfwärts.

Langsitz Position in welcher die Wirbelsäule gestreckt ist. Die Belastung liegt auf den Sitzbeinen. Die Hüften sind ca. 90 Grad gebeugt. Die Knie sind gestreckt und die Sprunggelenke leicht gebeugt.

Lateralflexion Seitneigung.

Logopäden Sprachtherapeuten.

Massenbewegungen Frühkindliche Reflexe und Bewegungskomplexe beim Neugeborenen.

mobiles Bein Das Bein, welches die Bewegung ausführt.

Oberflächen-sensibilität	Sensibilität der Haut für Druck, Berührung etc.
Opisthotonus	Rückwärtsbewegung des Kopfes und Überstreckung von Rumpf und Extremitäten.
Opposition	Gegenüberstellung des Daumens zu anderen Fingern.
os pubis	Schambein.
Pathologie	krankhafte Veränderung im menschlichen Organismus.
persistierende Reflexe	Über ihren physiologischen Zeitraum hinaus bestehende Reflexe.
Pezziball	Großer Sitzball (Durchmesser ca. 45 – 120 cm).
physiologische Bewegung	normale Bewegung.
Plantarflexion	Beugung des Fußes zur Fußsohle hin.
primäre Reflexe	die ursächlichen kindlichen Reflexe.
primitive Haltungsmuster	einfache Haltungen, welche immer in gleichen Schablonen verlaufen.
Pronation	Heben des äußeren Fußrandes.
Proprioception	Lagesinn; Lageempfinden.
Reaktion	Antwort auf einen Reiz, welcher unterbrochen und modifiziert werden kann.
Reflex	Antwort auf einen Reiz, welcher stereotyp, ohne Unterbrechung und in gleicher Intensität verläuft.
Retraktion	(retrahiert), zurückgezogen.
Rhythmus	(rhythmisch), Zeitfolge, Schlagfolge,Gleichmäßigkeit.
Römersitz	Das Kind liegt auf einer Körperseite. Der untenliegende Arm ist aufgestützt. Der Kopf ist abgehoben. Der Oberkörper neigt sich zur oben liegenden Seite. Das obere Bein ist vor dem untenliegenden Knie aufgestellt.
Rotation	Drehung.
Rotationskomponente	Teil einer Drehbewegung.
Rumpfstabilität	Den Rumpf gegen die Schwerkraft zu stabilisieren.

Sakrum Kreuzbein.

Skapula Schulterblatt.

schlaff überdehnbar wenn ein Gelenk kein Endgefühl am Ende der Bewegung anzeigt.

Schlüsselpunkte (Keypoints), Die Punkte, in denen das Kind angefaßt wird, um eine Bewegung anzubahnen.

Schwimm-bewegungen Der Säugling liegt in der Bauchlage. Er hebt die Arme seitlich von der Unterlage und bewegt diese schnell auf und ab.

Semiflexion leichte, halb ausgeführte Beugung.

Sensomotorik Wechselspiel zwischen Wahrnehmung und Bewegung.

Spielbein Das Bein, welches die Bewegung ausführt.

stabile Seite Seite, welche stabilisiert. Auch »lange Seite« genannt.

Standbein das stabilisierende Bein.

statomotorische Entwicklung Die motorische Entwicklung eines Säuglings. Sie beginnt am 1. Tag und endet mit dem 12. Monat. Es ist die Entwicklung von den unteren Positionen (Rückenlage, Bauchlage) bis in den Stand gemeint.

Stellreaktion Aufrechterhaltung bzw. Wiederherstellung einer balancierten Körperstellung, Kopfhaltung und koordinierten Augenstellung.

sternal/dorsal Aus der Rückenlage wird das Brustbein nach unten in Richtung Boden stimuliert.

Sternum (sternal), Brustbein.

Stimulus Anregung, Reizung.

Strecktendenzen Vermehrte Spannung von Muskeln, die strecken.

Strecktonus Grundspannung in Streckmuskeln.

Symmetrisch mittig.

Symphyse Schambeinfuge.

Symptom Beschwerde, Krankheitszeichen.

Thorax Brustkorb.

Tiefensensibilität Lage- Vibrationsempfinden.

tonische Qualitäten Wechselnder Anspannungszustand von Organen; Muskeln.

Tonus	Grundspannung eines Muskels.
Tonusregulation	Ausgleichen, Anpassen von Muskelspannungen.
Tuber	Teil des Sitzbeins.
U-Halte	Die Oberarme sind seitlich vom Körper abgespreizt, die Ellbogen 90 Grad gebeugt.
überdehnbar	Beweglichkeit über Norm hinausgehend.
um eigene Achse drehen	Der Säugling liegt in der Bauchlage. Er dreht sich im oder gegen den Uhrzeigersinn im Kreis herum.
unilateral	nur eine Körperseite betreffend.
unkoordiniert	ohne Zusammenwirken.
unwillkürlich	absichtslos.
Uterus	Gebärmutter.
Variationen	wechselnde, unterschiedliche Angebote.
ventral	bauchwärts.
vertikal	senkrecht.
vestibulärer Reiz	Reiz, der Gleichgewichtsrezeptoren erregt.
Vierfüßlerstand	stehend auf den Händen und den Knien; die Unterschenkel und Fußrücken liegen auf.
visuelle Wahrnehmung	mit den Augen aufgenommen.
Wahrnehmungsstörungen	Funktionsstörung der Sinne, bzw. der Verarbeitung des Wahrgenommenen.
wechselnder Grundtonus	wechselnde Muskelspannung in Ruhe.
Willkür	bewußt, absichtlich.
Willkürmotorik	Bewußte gezielte Bewegung.
zentrales Nervensystem	Gehirn und Rückenmark (ZNS).

Literatur

Ayres, U.: Bausteine der kindlichen Entwicklung, Springer Verlag Berlin, Heidelberg, New York, Tokyo, 1984

Bobath, B., K.: Die motorische Entwicklung bei Zerebralparesen, Georg Thieme Verlag, 4. Aufl., 1994

Bobath, B.: Abnorme Haltungsreflexe bei Gehirnschäden, Georg Thieme Verlag, Stuttgart 1971

Feldkamp, M.: Das zerebralparetische Kind, Pflaum Verlag, 1996

Feldkamp, M., von Aufschnaiter, D., Baumann, J.U., Danielcik, I., Goyke, M.: Krankengymnastische Behandlung der Infantilen Zerebralparese, Pflaum Verlag, 4. Aufl., 1989

Flehmig, I.: Normale Entwicklung des Säuglings und seine Abweichungen, Georg Thieme Verlag, 4. Aufl., 1996

Fröhlich, A.: Wahrnehmungsstörungen und Wahrnehmungstraining bei Körperbehinderten, Schindele Verlag, Rheinstetten 1977

Frostig, M.: Bewegungserziehung, Ernst Reinhard Verlag, München/Basel 1975

Hellbrügge, T.: Münchner funktionelle Entwicklungsdiagnostik, Urban und Schwarzenberg, München – Wien – Baltimore 1978

Hellbrügge: Die ersten 365 Tage im Leben eines Kindes, TR-Verlagsunion München, 1975

Millner, M.: Neuropädiatrie, Ursachen und Formen der Behinderung, UTB Schattauer, 1992

Piaget, J., Inhelder, B.: Die Psychologie des Kindes, Walter-Verlag, Olten und Freiburg im Breisgau 1972

Piaget, J.: Das Erwachen der Intelligenz beim Kinde, Klett Verlag, Stuttgart 1975

Zinke-Wolter, P.: Spüren – Bewegen – Lernen, Borgmann, 3. Aufl., 1994

eigene handschriftliche Aufzeichnungen vom Bobath-Kinderkurs 1991/92.